O Caminho das PEDRAS e dos CRISTAIS

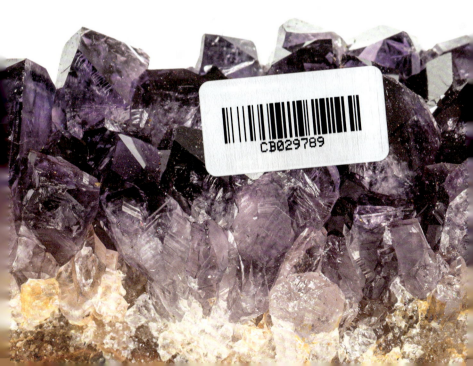

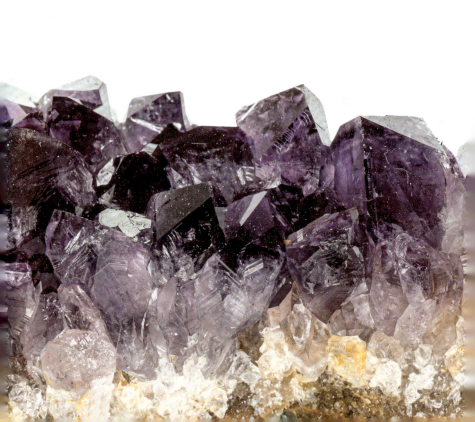

ANNA LUZ

O Caminho das PEDRAS e dos CRISTAIS

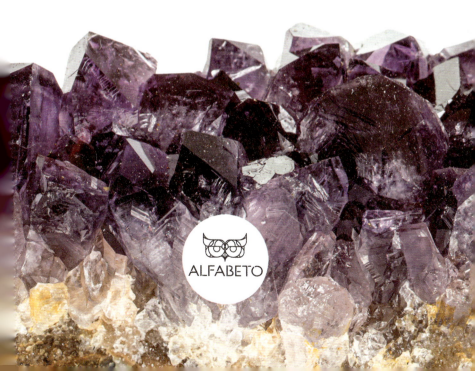

ALFABETO

© Publicado em 2020 pela Editora Alfabeto

Supervisão geral: Edmilson Duran
Capa e diagramação: Décio Lopes
Preparação e revisão de textos: Luciana Papale e Renan Papale

---

DADOS INTERNACIONAIS DE CATALOGAÇÃO NA PUBLICAÇÃO

Anna Luz

O Caminho das Pedras e dos Cristais / Anna Luz | Editora Alfabeto
1ª edição | São Paulo | 2020.

ISBN: 978-85-98307-83-1

1. Cristaloterapia   2. Pedras preciosas   3. Esoterismo   I. Título

---

Todos os direitos reservados, proibida a reprodução total ou parcial por qualquer meio, inclusive internet, sem a expressa autorização por escrito da Editora.

A violação dos direitos autorais é crime estabelecido na Lei n. 9.610/98 e punido pelo artigo 184 do Código Penal.

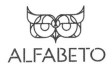

EDITORA ALFABETO
Rua Protocolo, 394 | CEP 04254-030 | São Paulo/SP
Tel: (11)2351.4168 | E-mail: editorial@editoraalfabeto.com.br
Loja Virtual: www.editoraalfabeto.com.br

AGRADECIMENTOS

Agradeço a você Luiz, esposo, companheiro e cúmplice de uma vida, de sonhos e de realizações.

Ao meu filho, minha força de viver.

E aos meus familiares e amigos, que me acompanharam e me incentivaram nesse percurso.

SUMÁRIO

Introdução 9

1. *O poder das pedras: mito ou ciência?* 11

2. *Propagação da energia das pedras e dos cristais* 17

3. *O que é doença?* 21

4. *A importância dos minerais para o ser humano* 25

5. *Os minerais e seus impactos no organismo* 31

6. *As cores dos minerais* 45

7. *Escolha, assepsia, limpeza, energização e programação* 51

8. *Formas de utilização das pedras e dos cristais* 57

9. *Elixir de cristais* 63

10. *Cosmetologia com minerais* 69

11. *Centros energéticos: chacras* 73

12. *Pedras de proteção* 83

13. *Pedras e cristais: propriedades terapêuticas* 91

Bibliografia 191

INTRODUÇÃO

Durante mais de 30 anos trabalhei na área de Recursos Humanos, em empresas de Telecomunicações. Cercada de engenheiros por todos os lados, habituei-me à lógica, ao racional e ao pragmatismo.

Com o objetivo de reduzir o estresse do dia a dia, passei a me dedicar à confecção de bijuterias, com os mais diversos materiais, sempre buscando algo diferente. Assim foi até que encontrei uma pedra no meu caminho...

Quando inclui pedras e cristais ao meu hobby, as coisas mudaram de figura. Não consigo dimensionar a diferença sensorial e energética que ocorria quando trabalhava com esses minerais. Lembro-me de que, em uma determinada situação, uma turmalina-preta "estourou" bem na minha frente, sem que ninguém tivesse tocado nela.

Cercada de tanta lógica por toda vida, aceitar que os cristais possuíam "poderes", era tão impossível para mim quanto desconsiderar as alterações físicas e emocionais que lidar com esses minerais me trazia, sem que houvesse uma explicação minimamente razoável para isso.

Busquei inúmeras informações, cursos, livros, todos traziam conteúdos sobre as qualificações de cada cristais, muito similares, por sinal, mas eu não encontrava resposta para COMO? POR QUÊ?

Esse questionamento me levou a caminhos inesperados, mas que fizeram total sentido. Temos conhecimentos ancestrais, empíricos e intuitivos, sim, mas há uma razão, há lógica e uma boa dose de espírito científico.

É o que pretendo partilhar com vocês com este trabalho.

1

O PODER DAS PEDRAS:

MITO OU CIÊNCIA?

Desde que o mundo é mundo, as pedras e os cristais têm sido objetos de adoração, proteção, cura e cobiça. Os poderosos possuíam pedras preciosas como símbolo de poder e de intimidação. As pedras diferenciavam as castas da sociedade, eram responsáveis pela boa colheita, pelas chuvas, pela força e vitória nos combates, pelos dons da magia e da adivinhação e pelos contatos com os deuses, enfim, venturas de toda ordem!

Essa crença pertencia a diversos povos, em diversos locais do Planeta. Muitos atribuíam a uma mesma pedra propriedades muito parecidas, sem que esse conhecimento tivesse migrado de um lugar para o outro. Por exemplo, tanto Cleópatra, no Egito, como os asiáticos faziam uso da pérola para embelezar e rejuvenescer a pele; tanto os maias, os astecas quanto os babilônicos consideravam a esmeralda como sagrada!

O interessante em tudo isso é que, por diversas razões, outras crenças se perderam ao longo do tempo, porque ou eram ineficazes ou foram desmistificadas pela ciência; isso não acontece com as pedras e os cristais.

Ao longo do processo evolutivo da humanidade, as pedras continuaram sendo utilizadas. Em documentos indianos descobertos, datados de 400 a.C. (escritos em sânscrito), astrólogos aconselhavam as pessoas com determinados problemas a usarem pedras específicas para contrabalançar o efeito negativo de certos planetas. A medicina asiática e oriental utilizava pedras como o rubi, por exemplo, ou gemas de origem orgânica, como a pérola, em seus remédios. Os sumérios tinham uma medicina extremamente avançada e utilizavam medicamentos baseados em plantas e minerais. Os xamãs possuíam seus cristais de cura, capazes de neutralizar até venenos de animais peçonhentos.

Atualmente, várias terapias fazem uso de pedras e cristais para realinhar os chacras, para massagem, reflexologia, reiki, bastões cirúrgicos, amplificadores de energia, *yoni eggs* ou elixir mineral como instrumento para neutralizar energias nocivas de ambientes, equipamentos eletrônicos, pessoas, dentre outras formas de utilização.

A pergunta é: por quê? Que energia é essa? Como funciona? Que tipo de efeito pode promover? Para responder a essas questões, temos que voltar um pouquinho no tempo...

A Origem do Universo

E no princípio não havia nada e Deus disse "Haja Luz" e assim criou o dia.

Gênesis

Hoje em dia é quase senso comum entender que tudo é energia, muito se fala da energia quântica e da física quântica, mas como isso começou?

Max Planck (1858-1947), um físico nascido na Alemanha e que ganhou o Prêmio Nobel de Física, em 1918, é considerado o principal responsável pelo desenvolvimento da teoria quântica. O termo QUÂNTICO surgiu como a tentativa de explicar a natureza naquilo que ela tem de MENOR.

Já os físicos François Englert e Peter Higgs receberam o prêmio Nobel em 2013, pelo desenvolvimento do modelo que auxilia no entendimento do mecanismo da origem da massa das partículas subatômicas, ou seja, o origem da matéria. Essa teoria foi recentemente confirmada ao ser descoberta a partícula fundamental pelos experimentos no Grande Colisor de Hádrons do Centro Europeu de Pesquisa Nuclear. Trata-se de um equipamento composto por um túnel de 27 km, próximo a Genebra, onde se faz vários experimentos com a aceleração de partículas, dentre eles, sobre a origem do Universo. Resumidamente, o acelerador ajuda a entender como a energia adquire massa, ou seja, como energia se transforma em matéria.

O primeiro elemento a adquirir massa foi o hidrogênio. Seu volume cresceu tanto em velocidade e tamanho, que ele sucumbiu a si próprio, dando origem a uma explosão fenomenal, o Big Bang. Essa explosão apresentou tamanha potência, que seus efeitos ainda não terminaram e continuam se propagando através de ondas de energia, dando origem a novas estrelas, expandindo o Universo.

Depois do hidrogênio, vieram outros elementos, como o hélio, o lítio, o berilo e, sucessivamente, todos os demais elementos da Tabela Periódica. A dança desses elementos no espaço formou uma poeira cósmica que, depois de aquecer e resfriar diversas vezes, deu origem às estrelas, planetas e todas as outras formas de matéria que conhecemos, ou seja, no que diz respeito à matéria tudo e todos têm a mesma ancestralidade, os elementos da Tabela Periódica.

Toda forma de vida, seja animal, seja vegetal, assim como todos os materias inorgânicos, têm a mesma origem e muitos dos mesmos componentes.

A Formação da Terra

A Terra é o terceiro planeta mais próximo do Sol, o mais denso e o quinto maior dos oito planetas do Sistema Solar, tendo, aproximadamente, 4,54 bilhões de anos. As primeira formas de vida surgiram um bilhão de anos depois, eram formas muito simples, unicelulares, e foram chamadas pelos cientistas de "Sopa Primordial". Um grande corpo rochoso, composto basicamente por ferro (32,1%), oxigênio (30,1%), silício (15,1%), magnésio (13,9%), enxofre (2,9%), níquel (1,8%), cálcio (1,5%) e alumínio (1,4%); os restantes 1,2% consistem de quantidades menores de outros elementos.

No núcleo da Terra temos ferro (88,8%), com quantidades menores de níquel (5,8%), enxofre (4,5%) e menos de 1% de outros elementos.

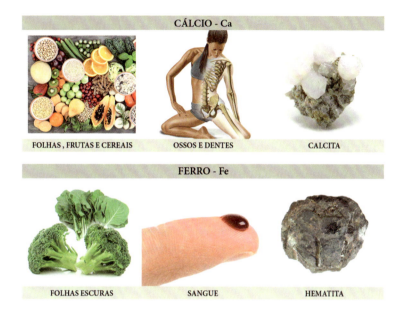

Esses mesmos elementos estão presentes em tudo. O cálcio está presente nos vegetais, em nossos dentes, nos ossos, circula por todo nosso organismo e também dá origem à calcita. O ferro contido nos vegetais escuros está presente no nosso sangue e dá origem à hematita.

Diante desses fatos, concluimos que as propriedades energéticas das pedras e dos cristais estão relacionadas diretamente com a sua composição química e a sua estrutura molecular, funcionando como verdadeiras pilhas energéticas, emanando a virtude dos elementos que as compõe.

2
PROPAGAÇÃO DA ENERGIA DAS PEDRAS E DOS CRISTAIS

O silício é um componente essencial na grande maioria das pedras, dos cristais e das rochas que formam a crosta terrestre.

Cristais, pedras preciosas e semipreciosas são minerais encontrados na natureza, em camadas próximas à superfície terrestre, como também em regiões extremamente profundas. A grande maioria dos cristais se forma por meio de repetidas sobreposições de matéria à massa cristalina em crescimento.

Segundo as leis eletromagnéticas de repulsão e atração, grupos de SiO_2 se juntam para compor espirais moleculares de forma geométrica precisa, que acabam constituindo uma estrutura tridimensional, em sistemática uniformidade.

No caso dos quartzos, estas espirais moleculares compõem um cristal com seis lados, apresentando ângulos precisos, com os lados adjacentes e sempre paralelos aos lados opostos. O cristal é a matéria sólida onde encontramos a maior distância entre os átomos, deixando, portanto, um espaço "vazio" no qual a energia circula.

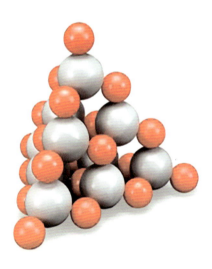

Dióxido de Silício (SiO2 ou Óxido de Silício) ou Cristal de Quartzo

O campo eletromagnético formado por essa estrutura é capaz de filtrar e amplificar a energia, fazendo com que fique estável e mais potente.

A abundância desse material na natureza e essa propriedade magnífica, atraiu o interesse da indústria eletrônica e microeletrônica, sendo utilizado como material básico para a produção de transistores para chips, células solares e em diversas variedades de circuitos eletrônicos.

Na Califórnia, há um local com alta concentração de empresas do setor de informática e eletrônica que, em função da relevância desse mineral para o setor, ficou conhecida como VALE DO SILÍCIO.

Cristais de quartzo também possuem uma propriedade especial chamada de piezoeletricidade. Essa característica consiste em transformar energia mecânica diretamente em energia elétrica e vice-versa. Um exemplo dessa funcionalidade é o relógio a quartzo, onde o movimento do ponteiro gera a energia do equipamento a quartzo que, por sua vez, move o ponteiro novamente.

O dióxido de silício também é utilizado em autofalantes piezelétricos, agulhas para toca-discos, osciladores para circuitos eletrônicos que trabalham com frequências e também em paineis solares.

3

O QUE É DOENÇA?

A palavra *doença* tem por definição "a alteração biológica do estado de saúde de um ser (homem, animal etc.), manifestada por um conjunto de sintomas, perceptíveis ou não; enfermidade, mal, moléstia, alteração do estado de espírito ou do ânimo de um ser".

Como vemos, os sintomas são sinais da doença, mas como eles surgem e por que atingem as pessoas de formas diferentes?

O ser humano não é um compartimento subdividido entre emocional, mental, espiritual ou orgânico. Todos esses aspectos estão intimamente relacionados, fazendo parte de um todo. A alteração em um aspecto precipita no desarranjo de todos e, em alguns casos, é impossível saber como foi o início de tudo.

Uma dor de cabeça pode tirar o bom humor de qualquer pessoa, já pensou precisar realizar um trabalho que exige alto nível de concentração nessa condição? Uma alteração emocional pode provocar diversas alterações orgânicas, estomacais, intestinais, respiratórias, etc.

Mesmo aqueles com uma visão estritamente materialista, sabem que alterações emocionais podem desencadear distúrbios orgânicos, e que alterações bioquímicas podem alterar padrões comportamentais. Além desses aspectos, há os de origem externa, ambientais, nutricionais, contaminantes, de saneamento, dentre outros.

Já do ponto energético e/ou espiritualista, temos que "pontos de aglutinação de energias dissonantes podem criar uma pré-disposição orgânica para determinadas moléstias, que poderão nos afetar em qualquer momento da vida". A origem dessa maior sensibilidade em relação a uma ou outra síndrome, pode ser:

- **Cármica:** podemos encontrar uma pré-disposição em indivíduos que carregam energias tóxicas trazidas de encarnações passadas, fruto de experiências que tiveram forte impacto em seus organismos. Essas energias tóxicas acabam por interferir na formação do feto. Por outras vezes, a síndrome cármica é solicitada pelo próprio indivíduo ou designada pelo plano espiritual, como forma de alavancar o desenvolvimento do ser e da própria família onde está inserido.

- Atraída: cada pensamento ou sentimento traz consigo uma carga energética que interfere diretamente em nosso campo áurico. Quando não há disciplina para corrigir essa dissonância, ocorre a atração de energias similares de maior potência, "semelhante atrai semelhante". Rapidamente, temos o impacto no organismo com a manifestação de síndromes físicas e mentais das mais diversas, desde tensões musculares, doenças autoimunes, dores de cabeça e até quadros de depressão, fobias, etc.

- Ambiental: aspecto que tem forte impacto na saúde, sendo que, na maior parte dos casos, isso é fruto da própria ação do homem, "colhemos o que plantamos". Poluição, desmatamento, lixo não tratado, resíduos químicos, utilização de pesticidas, são tantas ações impensadas que produzimos... Além das ações que têm impacto visível, existem outras que não vemos, mas que são igualmente danosas, como as ondas eletromagnéticas emitidas pelos eletrônicos, antenas de transmissão, elementos radioativos, etc. O impacto dessas ações atinge diretamente nosso organismo, com consequências por vezes imprevisíveis.

Em todos esses casos, as pedras e os cristais podem nos auxiliar, restabelecendo o equilíbrio energético, reduzindo sintomas e participando no processo de cura como coadjuvante ao tratamento médico convencional.

4

A IMPORTÂNCIA DOS MINERAIS PARA O SER HUMANO

A matéria que constitui o corpo das pessoas é composta por diversos minerais. Um homem de 75 kg apresenta:

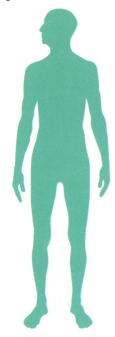

- 7 kg de hidrogênio
- 12,6 kg de carbono
- 2,1 kg de nitrogênio
- 45,5 kg de oxigênio
- 1,0 kg de cálcio
- 700 g de fósforo
- 175 g de enxofre
- 105 g de sódio
- 140 g de potássio
- 35 g de magnésio
- 2,3 g de zinco
- 4,2 g de ferro
- 0,27 g cloro
- Iodo, manganês cobre e cobalto, dentre outros, também fazem parte dessa composição, mas em quantidades menores.

Enquanto as vitaminas são perecíveis, os minerais sobrevivem até mesmo depois da morte, compondo as cinzas que voltam para terra e adubam as plantas que comemos, iniciando, assim, um novo ciclo.

O organismo humano contém uma série de elementos químicos que se encontram, em sua maior parte, em forma de compostos inorgânicos. Os elementos minerais, assim como a água e as vitaminas, desempenham uma ou várias das seguintes funções:

- PLÁSTICA: como constituinte das estruturas esqueléticas (ossos e dentes), como é o caso, principalmente, do cálcio e do fósforo.

- REGULADORA: para regular o equilíbrio ácido-base, a excitabilidade neuromuscular e para manter e regular propriedades físicas da matéria orgânica (viscosidade, pressão osmótica).
- COMPONENTES/ATIVADORES DE ENZIMAS, OU OUTROS SISTEMAS OU UNIDADES BIOLÓGICAS: hemoglobina, tirosina, etc.

(Fonte: Dr. Rogério M. Alvarenga – CRM-RJ 23.389-0).

Além dos minerais constituírem nosso organismo, somos capazes de produzir algumas das mesmas pedras que encontramos na natureza.

Cálculos renais	Fosfato ou oxalato de cálcio
Cálculos da vesícula (frequência)	Apatita $Ca_5(PO_4)_3(F, Cl, OH)$ – 3,1 % Calcita* $CaCO_3$ 1,7 % Aragonita** $CaCO_3$ 1,5 % Estruvita $(NH_4)MgPO_4.6H_2O$ 0,1 % * Cristal trigonal ** Cristal ortorrômbico, polimorfo da calcita. Fonte: Biolider
Cristais Cerebrais	Cristais de apatita, encontrados na Glândula Pineal. O psiquiatra Dr. Sérgio Felipe de Oliveira relata em seus estudos que, em indivíduos adultos, esses cristais facilitam a captura do campo magnético que chega e repele outros. A apatita é encontrada relativamente com maior frequência em indivíduos com mediunidade atuante.

O efeito que uma pedra pode proporcionar no organismo está diretamente ligado ao efeito que seus principais componentes são capazes de produzir através de suas reações físico-químicas. O campo eletromagnético das pedras e dos cristais interage com o campo eletromagnético do corpo humano, operando como pilhas ou vitaminas que atuam com a função de estabilizar nossos centros energéticos.

Essa interferência, apesar de sutil, é impactante, podendo ser sentida de imediato. Outras vezes, a ação requer maior tempo de exposição para se fazer sentir.

Dessa forma, o conhecimento da estrutura química de uma pedra é fundamental para seleção das pedras utilizadas nas terapias de energização.

Veja uma imagem física e energética captada por bioeletrografia de uma mão humana e outra de um cristal.

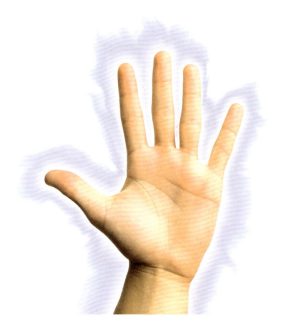

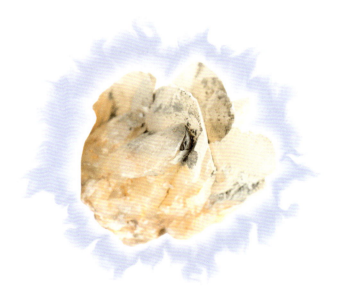

Percebe-se o campo de energia de ambos de forma muito evidente. Como o instinto de sobrevivência de um organismo vivo é soberano, automaticamente o campo energético deficitário busca e atrai para si a energia necessária emanada pela pedra, à procura de equilíbrio.

É por essa razão que uma pessoa se encanta por uma determinada pedra e diz: "Essa pedra me escolheu!" Trata-se de uma atração visceral, inexplicável, instintiva, buscando o equilíbrio energético, "a cura".

5

OS MINERAIS E SEUS IMPACTOS NO ORGANISMO

As informações que se seguem são o ponto central desta análise. Não é possível encontrar na literatura um manual que reúna as especificações energéticas de todas as pedras e cristais existentes, mesmo porque muitas delas ainda serão desvendadas, entretanto, compreendendo o raciocínio e a análise que deve ser realizada, podemos chegar a uma conclusão das suas propriedades energéticas, bem como entender a funcionalidade de cada cristal ou pedra. O primeiro passo é encontrar os componentes químicos que as compõem, para, então, poder verificar o impacto que cada elemento químico provoca no organismo.

As informações a seguir, com base no Laboratório Orion; Mundo e Educação; Conselho Regional de Química 04 e Antonio C. Massabni-UNESP Araraquara: Instituto de Metais não Ferrosos; Aditivos e Ingredientes, mostra alguns minerais com exemplos de pedras e a funcionalidade daquele mineral no organismo, que terá o mesmo impacto da pedra citada.

Alumínio

PRINCIPAL FUNÇÃO: indefinido

EXEMPLOS DE PEDRAS E CRISTAIS: topázio-azul, turquesa, cianita-azul, amazonita, lápis-lazúli, água-marinha, kunzita, esmeralda, quartzo-azul, labradorita, sodalita.

EFEITOS: o corpo humano possui perto de 35 a 50 mg de alumínio, dos quais aproximadamente 50% estão nos pulmões, 25% nos tecidos moles e 25% nos ossos. Na Grécia, o composto de alumínio era utilizado para estancar sangramentos. Atualmente, é utilizado para tornar vacinas mais eficientes e no tratamento de úlceras estomacais com o hidróxido de alumínio como antiácido.

Carência/excesso: altos níveis de alumínio somente são encontrados em pessoas que apresentam problemas renais, ou quando o tempo de exposição é muito prolongado.

Toxicidade: alguns estudos ligam a toxidade do alumínio com o Alzheimer.

> Obs.: pedras que contenham este mineral não devem ser usadas em elixires.

Cálcio

Principal função: ossos e dentes

Exemplos de pedras e cristais: apatita, fluorita, diopsídio, larimar, calcita, labradorita, quartzo-fumê.

Efeitos: compõe ossos e dentes; atua na condução das mensagens do organismo para os nervos e nos músculos do coração; é importante para o sistema imunológico; auxilia na metabolização do ferro e na coagulação do sangue; previne a osteoporose, o câncer e doenças cardíacas; mantém a saúde da pele; alivia câimbras e diminui a insônia.

Carência/excesso: em função de sua relevância, o organismo debilitado retira cálcio dos ossos e, com isso, pode provocar a osteoporose. Em excesso provoca problemas renais como cálculos, por exemplo.

Toxicidade: a toxicidade do cálcio se dá pelo excesso, podendo, entre outras consequências, interromper a absorção de ferro, zinco, magnésio e fosforoso, provocando alterações de minerais essenciais.

Cloro

Principal função: eletrólito, ativador metabólico.

Exemplo de pedras e cristais: sodalita.

Efeitos: atua na regulação do pH do sangue; secretado como ácido clorídrico, produz a acidez necessária para digestão no estômago e para ativação das enzimas e age na regulação da pressão osmótica celular, auxiliando na manutenção do veículo aquoso.

Carência/excesso: sua falta acarreta distúrbios metabólicos. O excesso também altera o metabolismo, causa dores de cabeça e confusão mental.

Toxicidade: dissolvido e ingerido pode alterar o colesterol e causar problemas renais e cardíacos.

> Obs.: pedras que contenham este mineral não devem ser usadas em elixires de forma direta.

Cobalto

Principal função: prevenção da anemia.

Exemplos de pedras e cristais: turquesa.

Efeitos: o cobalto constitui a vitamina B12, que é essencial para a formação do sangue e a manutenção do sistema nervoso, importante para o funcionamento de todas as células, principalmente das células da medula óssea. Auxilia na manutenção do SNC, promove a mineralização óssea e ajuda na manutenção da integridade do miocárdio.

Carência/excesso: a falta de cobalto causa anemia, depressão mental, fadiga, dentre outros. Altas doses podem causar o bócio, alterações da tireoide e colapso cardíaco.

Toxicidade: na sua forma metálica e livre, anula o efeito do zinco e todos os processos onde esse mineral atua, sendo prejudicial à saúde.

Cobre

PRINCIPAL FUNÇÃO: cofator enzimático na produção da hemoglobina.

EXEMPLO DE PEDRAS E CRISTAIS: malaquita, turquesa, crisocola e azurita.

EFEITOS: age sobre os órgãos que possuem maior concentração de cobre, que são o fígado e o cérebro. É anti-inflamatório, bactericida e antioxidante; atua com o ferro em todas as funções de transporte de oxigênio; participa na produção de colágeno e elastina; é antioxidante e ativa o sistema imune.

CARÊNCIA/EXCESSO: sua deficiência causa anemia, edema, ossos quebradiços, irritabilidade, perda do paladar e doenças cardiovasculares. Seu excesso pode causar vômitos, intoxicação aguda e até morte.

TOXICIDADE: a toxicidade do cobre se dá pela bioacumulação, sendo raros esses eventos, podendo ocorrer acidentalmente ou pela longa exposição ao mineral.

> Obs.: pedras que contenham este mineral não devem ser usadas em elixires de forma direta.

Cromo

PRINCIPAL FUNÇÃO: metabolismo da glicose.

EXEMPLO DE PEDRAS E CRISTAIS: aventurina, quartzo-verde e rubi.

EFEITOS: potencializa os efeitos da insulina, captando a glicose no sangue e levando para as células; auxilia na metabolização de gorduras e proteínas; atua na redução do colesterol e é utilizado como estímulo de crescimento para crianças e adultos.

Carência/excesso: a falta de cromo pode agravar o diabetes, problemas neurológicos, ansiedade, fadiga, causar algumas doenças do coração e o aumento dos níveis de colesterol e gorduras no sangue. Em excesso pode trazer complicações relacionadas ao açúcar no sangue.

Toxicidade: sua toxicidade se dá conforme sua oxidação, sendo a forma mais perigosa o cromo VI, um carcinógeno que afeta o sistema imunológico, proveniente da falta de tratamento adequado de esgotos industriais.

Enxofre

Principal função: aminoácidos, anti-inflamatório, antimicrobiano.

Exemplos de pedras e cristas: lápis-lazúli, enxofre, pirita.

Efeitos: utilizado como antibiótico, misturado à gordura era aplicado em animais no combate de parasitas e micróbios. Por vezes também era ingerido para esse fim. O enxofre integra os aminoácidos que auxiliam na construção dos tecidos; auxilia na oxigenação do cérebro e dos pulmões; atua na vesícula e na produção de bílis; é essencial na síntese do colágeno e da queratina; mantém a saúde da pele, das unhas e dos cabelos e atua na redução de processos inflamatórios.

Carência/excesso: a falta do enxofre no organismo pode causar problemas que afetam as articulações, distúrbios do sistema nervoso e desequilíbrio de outros minerais em nosso organismo. O excesso pode afetar a garganta e as vias respiratórias, dor de cabeça, tontura, confusão mental e perda de consciência. Pode causar distúrbios gastrointestinais como náusea, vômito e diarreia.

TOXICIDADE: na sua forma gasosa afeta as vias respiratórias e provoca irritação ocular. No meio ambiente o produto pode levar à acidificação de solos e afluentes.

Obs.: pedras que contenham este mineral não devem ser usadas em elixires de forma direta.

Ferro

PRINCIPAL FUNÇÃO: hemoglobina transporte de oxigênio.

EXEMPLO DE PEDRAS E CRISTAIS: hematita, magnetita, pirita, citrino, nefrita, granada, rubi, ametista, peridoto, quartzo-fumê.

EFEITOS: compõe a hemoglobina e atua no transporte de oxigênio para os músculos que estão ativos, na fixação do oxigênio nos músculos do coração e no músculo esquelético, para proteger de lesão muscular durante os períodos da privação de oxigênio, no funcionamento das células e do metabolismo, na síntese de DNA, na produção de colágeno e elastina, na manutenção do sistema imunológico e na regulação de neurotransmissores.

CARÊNCIA/EXCESSO: a falta de ferro causa anemia, palidez, cansaço, falta de ar, insônia e palpitações. Em excesso pode provocar prisão de ventre ou diarreia, dentre outros sintomas, dependendo da toxicidade.

TOXICIDADE: o ferro por si só não é tóxico. Estudos apontam uma doença por acúmulo, a hemocromatose, tendo que recorrer à deferoxamina, um medicamento que se liga ao ferro no sangue, estimulando a eliminação pela a urina.

Flúor

Principal função: ossos e dentes.

Exemplos de pedras e cristais: fluorita e topázio.

Efeitos: sua principal função é a combinação com o cálcio na formação e na manutenção de ossos e dentes, atuando, também, em diversos tecidos e células.

Carência/excesso: a deficiência de flúor pode provocar cárie dentária e osteoporose. Em excesso o flúor provoca a fluorose, podendo provocar manchas e danos estéticos aos dentes.

Toxicidade: apresenta toxidade apenas quando está em pó, pois afeta os pulmões.

Fósforo

Principal função: estrutura óssea, nervosa e muscular.

Exemplos de pedras e cristais: apatita.

Efeitos: por ser presente nos tecidos nervosos, o fósforo é encontrado no esqueleto e nos tecidos moles como músculo, fígado e baço, por exemplo. Atua em diversos processos enzimáticos; fornece energia para as células; ativa as vitaminas do complexo B; reduz a fadiga e dá sensação de bem-estar.

Carência/excesso: a deficiência de fósforo causa fraqueza, dor nos ossos e nas juntas, debilidades, anorexia, irritabilidade, problemas na fala, confusão mental, anemia e baixa resistência às infecções. Em doses altas pode causar diarreia, calcificação de órgãos e tecidos moles, dificuldade para absorção de ferro, cálcio, magnésio e zinco.

Toxidade: prejudicial para trabalhadores que lidam diretamente com esse mineral, causando danos à saúde, principalmente na boca e nas gengivas.

Magnésio

Principal função: síntese de proteínas

Exemplo de pedras e cristais: peridoto e nefrita.

Efeitos: atua em diversos processos, como síntese de proteínas; funcionamento de enzimas que necessitam de B1; transporte de energia; equilíbrio do cálcio, potássio e sódio; atividade hormonal e outras reações químicas. Previne cálculos na vesícula e nos rins e atua na formação dos ossos em conjunto com o cálcio.

Carência/excesso: a falta de magnésio causa fraqueza, cansaço, comportamento nervoso, convulsões, inconstância, hiperatividade em crianças, hipoglicemia e palpitações. Em excesso pode causar problemas renais.

Toxicidade: a toxicidade de magnésio se dá especialmente em pacientes com função renal comprometida, ocorrendo somente em grandes dosagens.

Manganês

Principal função: metalo-enzimas.

Exemplo de pedras e cristais: rodocrosita, rodonita, quartzo-rosa e ametista.

Efeitos: constitui várias enzimas e ativa inúmeras outras; participa do metabolismo de carboidratos, colesterol e aminoácidos; regula a glicose; auxilia na formação de ossos e cartilagens e age no metabolismo de neurotransmissores. Associado ao cobre, trata déficit de atenção em crianças.

Carência/excesso: sua deficiência causa problemas no esqueleto, diminui a tolerância à glicose e interfere na metabolização dos carboidratos. Causa fadiga, memória fraca e irritabilidade nervosa. Em excesso, pode provocar alterações cerebrais, problemas de memória, alucinações, incluindo letargia e movimentos involuntários, etc.

TOXICIDADE: o manganês se torna tóxico em casos isolados, podendo levar à neurotoxicidade. Segundo alguns estudos, doenças como Parkinson e Alzheimer podem estar associadas a essa toxicidade.

Níquel

PRINCIPAL FUNÇÃO: metabólico.

EXEMPLO DE PEDRAS E CRISTAIS: crisoprásio.

EFEITOS: atua nos processos metabólicos e na produção de energia, além de interferir na adrenalina.

CARÊNCIA/EXCESSO: taxas reduzidas de níquel afetam a absorção da vitamina B12 e a fixação de outros minerais no organismo. Altas taxas podem provocar dermatites, alterações do feto e câncer.

TOXICIDADE: por formar complexos com facilidade, o níquel pode provocar diversos desconfortos de leves a moderados, porém, em sua forma metálica, pode ser cancerígeno.

Obs.: pedras que contenham este mineral não devem ser usadas em elixires de forma direta.

Potássio

PRINCIPAL FUNÇÃO: eletrólito, polarização e repolarização muscular e nervosa.

EXEMPLO DE PEDRAS E CRISTAIS: pedra da lua, turquesa, amazonita e aventurina.

Efeitos: o líquido intracelular possui 90% de potássio e atua na manutenção do líquido no corpo; é importante na excitabilidade neuromuscular, para o metabolismo e nas síntese das proteínas e do glicogênio. Associado ao sódio, é fundamental para regulação da pressão arterial; importante na transmissão nervosa, contração muscular e nos batimentos cardíacos. Melhora o desempenho atlético.

Carência/excesso: baixos níveis causam vômitos, dores musculares, fadiga opressiva, pressão baixa. Altas taxas causam debilidade muscular, apatia mental e pode paralisar o coração.

Toxicidade: tóxico na forma metálica, porém o grau de toxicidade pode aumentar devido ao aumento de potássio no sangue, podendo provocar hipercalemia, que pode resultar em algumas complicações como fraqueza muscular, alteração dos batimentos cardíacos e dificuldade para respirar.

Silício

Principal função: tecidos conjuntivos.

Exemplo de pedras e cristais: a grande maioria das pedras.

Efeitos: o silício está presente em várias reações do organismo; age na síntese dos tecidos conjuntivos; regula o metabolismo de vários tecidos, melhora a elasticidade da pele; mineraliza os ossos; atua na síntese no colágeno tipo I e elastina; auxilia no fortalecimento das articulações e favorece cabelos, unhas e pele.

Carência/excesso: seu déficit se inicia de forma gradativa aos 20 anos, atuando em todos os sintomas relativos ao envelhecimento, como unhas fracas, queda de cabelos e cansaço, por exemplo. Em excesso, porém de forma rara, pode ocasionar doenças articulares, pedras nos rins e lesões do trato respiratório superior.

Toxicidade: apesar de não ser tóxico na sua forma sólida, pode trazer danos aos pulmões se for inalado em forma de pó.

Sódio

Principal função: eletrolítico, polarização e repolarização.

Exemplo de pedras e cristais: labradorita, pedra do sol, larimar, jade e sodalita.

Efeitos: mantém o potencial da membrana celular; participa na absorção de aminoácidos, água e glicose e, por regular o volume extracelular, afeta diretamente a pressão e auxilia na transmissão dos impulsos nervosos.

Carência/excesso: a falta de sódio no organismo é muito rara, sendo observada apenas nas dietas de alta restrição do sal. Seu excesso é prejudicial por causar a hipertensão.

Toxicidade: pode causar leve irritação nos olhos e pele, sendo raro nesse segundo caso.

Vanádio

Principal função: considerado como oligoelemento, sua completa funcionalidade ainda se encontra em estudo.

Exemplos de pedras e cristais: vanadinita, cianita-verde.

Efeitos: por estar presente em alimentos que ingerimos no cotidiano, como arroz, feijão e óleos, o vanádio é considerado um mineral essencial, já que atua de forma positiva em casos de diabetes e colesterol, prevenindo a aterosclerose.

Carência/excesso: sua deficiência é rara no organismo, devido a facilidade de encontrá-lo nos mais diversos alimentos. Sua carência, porém, se dá às vezes em casos de diabetes do tipo I e II. Em excesso causa problemas renais e, quando inalado, pode provocar muco e desordens no trato respiratório.

Toxicidade: altos níveis de vanádio, estão associados à bipolaridade e em estados maníaco-depressivos.

Zinco

Principal função: metalo-enzimas, síntese de proteínas e carboidratos

Exemplos de pedras e cristais: calamina (hemimorfita), bonamita (espato de zinco ou smithsonita).

Efeitos: imprescindível para o sistema imunológico e produção de leucócitos; essencial para várias reações químicas; participa de mais de 300 enzimas; auxilia na síntese de proteínas; atua no funcionamento dos hormônios; é antioxidante e previne os efeitos degenerativos do envelhecimento.

Carência/excesso: a deficiência causa anorexia, atraso no crescimento, letargia, paladar, olfato e visão anormais, aumento da suscetibilidade às infecções, resfriados constantes, demora na cura de ferimentos. Em altas doses pode provocar náuseas, vômitos e diarreia.

Toxicidade: em um grau de toxicidade crônica por excesso, pode prejudicar a absorção do cobre e causar danos nos nervos.

6

AS CORES DOS MINERAIS

A cor de uma pedra tem um papel fundamental não somente pela beleza que lhe confere como também pelos efeitos que produz. As cores são determinadas pela reação da luz junto aos elementos químicos que as pedras contêm, bem como pela sua estrutura molecular.

Temos como exemplo o diamante e o grafite, ambos compostos por carbono, mas de coloração totalmente diferente em função da estrutura e da formação molecular de um e de outro.

Existem pedras que emitem uma única cor, outras que apresentam fluorescência e ainda aquelas que mudam de cor. Também é fato que, no dia a dia, as cores nos remetem a boas e más sensações. Essa reação do ser humano ao mundo cromático influencia paletas de cores utilizadas para finalidades específicas, como publicidade, moda, alimentação, marketing, etc.

O psicólogo suíço Max Pfister, desenvolveu, em 1950, um teste de avaliação de características de personalidade baseado na composição de pirâmides com quadrículos coloridos, relacionando a reação emocional às cores a padrões comportamentais. Podemos dizer, portanto, que a cor de um objeto por si só, já nos remete a sensações de calma, alegria, tristeza, energia, etc.

Desta forma, uma maneira bem interessante de seleção de pedras para a utlilização em trabalhos terapêuticos e de energização de ambientes é pelas cores que as pedras emitem. Tomem por base os efeitos da cromoterapia. Podemos dizer que as pedras e os cristais são luzes em seu estado sólido.

Veja alguns exemplos de cores e suas funções:

- Amarelo: favorece o funcionamento e a irrigação dos órgãos moles, (estômago, fígado, baço, pâncreas, vesícula), área responsável por vários processos de digestão, físicos e energéticos. Auxilia no fortalecimento do ego, da segurança, do carisma, da firmeza e do poder de persuasão.
- Azul: acalma, transmite sensação de paz, serenidade, quietude, silêncio e induz ao sono. Atua no sistema nervoso central e vitaliza as glândulas da tireoide e da paratireoide.
- Branco: ligado à pureza, à paz e a novos começos, o branco é conhecido como a cor da luz, mesmo porque pode refletir em seu espectro todas as demais cores. É uma cor energizante, que pode ser utilizada para suprir todos os chacras, formando uma armadura de proteção energética para o ser.
- Índigo: fortalece os órgãos dos sentidos, principalmente olhos e ouvidos, e estimula o pensamento intuitivo e todos os processos cognitivos. Auxilia no combate à melancolia, à hipocondria, às alucinações, demências e histeria.
- Rosa: desperta a ternura, a sensibilidade e a afetividade. Esta cor deve ser utilizada no Chacra Cardíaco com cautela, pois pode acentuar a sensibilidade de pessoas já sensíveis, agravando a situação. Melindres e emoções costumam ser aumentados com o uso desta cor, por essa razão, recomenda-se utlizá-la associada ao verde.
- Verde: estabilizador, anti-infeccioso, anti-inflamatório, curativo e calmante. Chamado de enfermeiro universal, o verde pode atuar em qualquer chacra ou órgão. É a cor da pedra de formatura dos médicos e é utilizada em diversos ambientes hospitalares.

- **Vermelho e laranja**: excelentes para intensificar a energia e a oxigenação do sangue, combate a insegurança e favorece a adaptabilidade, a flexibilidade e o gosto para experimentar novas experiências. Auxilia na consciência do próprio valor e nos aspectos ligados à sexualidade. No caso de pessoas que, por sua natureza, são mais aguerridas, é recomendável utilizar tonalidades de vermelho mais claro ou somente o amarelo, para que tal característica não seja acentuada.

- **Marrom**: remete-nos à terra e à natureza, age estimulando o senso de realização e a praticidade e intensifica a segurança, a autoestima e o senso de realidade e de sobrevivência, aumentando a oxigenação do sangue e trazendo força.

- **Preto**: sua função principal é de isolar, repelir. O preto aterra, expurga, puxa para fora energias dissonantes, atuando de forma centrífuga. Ao mesmo tempo, pode acentuar algumas características como a combatividade e a agressividade, isto em função da atuação que tem na suprarrenal, ativando a adrenalina e o cortisol.

- **Violeta**: é a cor da transmutação, atua em qualquer chacra ou órgão, pois tem a competência de interferir na reprogramação das células. Traz calma, é antiestresse e favorece a meditação, o sono tranquilo e a circulação.

Alguns minerais podem provocar o aparecimento de certas cores, entretanto é preciso cautela, já que, dependendo da combinação de um mineral com outros, pode haver uma variação bem grande em relação as cores resultantes, do mesmo jeito que acontece quando misturamos tintas e produzimos cores distintas.

Veja alguns exemplos:

Manganês
COR: rosa
PEDRAS: quartzo-rosa, rodonita e rodocrosita

Alumínio
COR: azul
PEDRAS: turquesa, sodalita e labradorita

Ferro e manganês
COR: lilás e violeta
PEDRAS: ametista e cacoxenita

Mica de cromo
COR: verde
PEDRAS: aventurina-verde e quartzo-verde

Ferro
COR: cinza
PEDRA: quartzo-fumê

Níquel
COR: verde-maçã
PEDRA: crisoprásio

Cromo e ferro
COR: vermelho
PEDRAS: rubi

Ferro e titânio
COR: azul-profundo
PEDRA: safira-azul e cianita-azul

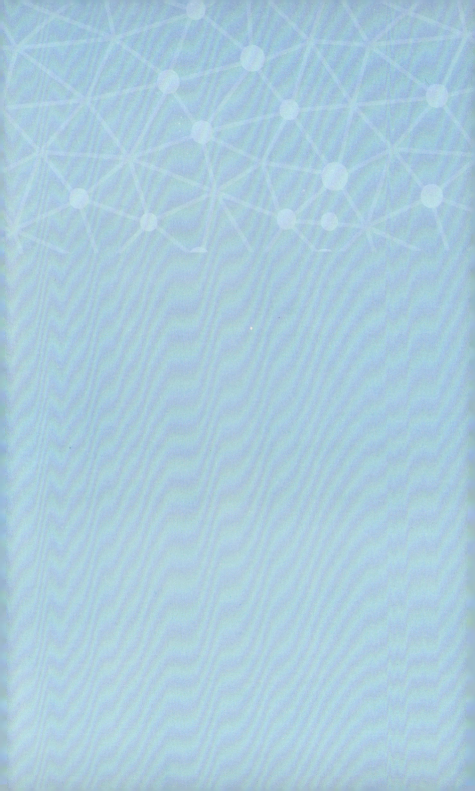

7

ESCOLHA, ASSEPSIA, LIMPEZA, ENERGIZAÇÃO E PROGRAMAÇÃO

Até aqui foi possível observar a funcionalidade de cada pedra ou cristal, considerando o efeito que os elementos químicos que as compõem causam em nosso organismo, assim como o efeito de suas cores. Essas são duas possibilidades bem funcionais de escolher uma pedra.

Outra maneira de fazer essa escolha, porém, é através da intuição. É comum ouvir a frase "a pedra me escolheu", entretanto, como não se trata de um ser pensante, a pedra não possui a faculdade de escolher ninguém, é a pessoa que a escolhe. Ocorre que muitas vezes não há uma razão lógica, embasada, concreta, para endossar essa escolha. Nesses casos, o regente é o pensamento intuitivo, que chega a conclusões muito rapidamente, quase instantaneamente, sem que seja necessário análise ou raciocínio. A intuição surge como uma inspiração e, por essa razão, é associada a processos mediúnicos, dons ou paranormalidade.

Apesar de ainda haver muito a se explicar, pois esse tipo de pensamento parece estar ligado ao sistema límbico, responsável pelas emoções, as reações emocionais tem como base avaliações sensoriais sobre vivências do dia a dia e são validas para o processo decisório. Muitos estudos científicos têm o seu início em uma sensação ou em uma intuição que, posteriormente, é comprovada por fatos e dados.

Por mais singular que pareça, os profissionais que atuam no mercado financeiro são exímios nesse tipo de pensamento. O fato de chover em um determinado país faz com que eles, rapidamente, sugiram a compra de ações de produtores de laranja, por exemplo, do outro lado do Planeta, proporcionando lucros quando acertam.

Desta forma, se não houver uma opinião formada com base na composição química ou nas cores, deixe sua intuição falar.

As pedras e os cristais encontrados na natureza, às vezes na superfície e outras vezes em rios ou nas profundezas da terra, da sua extração até sua compra, passa por diversos processos e manuseios que interferem no seu campo energético. Sendo assim, é muito importante realizar processos de assepsia, limpeza e energização para restaurar sua competência energética e trazer todos os seus benefícios. Veja algumas das técnicas mais usadas.

Assepsia

Se o seu interesse é utilizar a pedra para confeccionar um Elixir ou para fazer uso interno dela, esta etapa é imprescindível, pois é uma limpeza preocupada com a higienização. As pedras vêm de diversos locais do mundo, são manuseadas por muitas pessoas e podem ser expostas a outros produtos e/ou resinas durante o processo de extração e beneficiamento. Para sua segurança, realize este processo com atenção.

Lave suas pedras com água abundante, com sabão neutro e depois deixe-as mergulhadas em água clorada ou outro esterilizador, pelo tempo necessário (depende do produto). Volte a lavar com água e sabão para eliminar odor ou sabor.

Por outro lado, caso seu objetivo seja o uso externo, água e sabão são suficientes. Não realize este processo para adornos e acessórios que possuam metais decorativos.

Algumas pedras reagem de forma negativa com a água, nesses casos, passe somente uma flanela ou um pano com pouca umidade na peça.

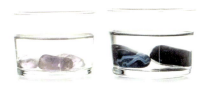

Limpeza energética

Este processo remove energias indesejáveis e restaura o estado original do cristal. Para os cristais pessoais e os de casa realize este processo regularmente de 15 em 15 dias. Caso sejam utilizados em processos terapêuticos, (energização, elixir, *yoni eggs*, etc.), os mesmos devem passar por este processo a cada utilização.

- SELENITA: este é o método mais seguro para limpeza energética de qualquer pedra ou cristal. A selenita é uma pedra que limpa as demais e isto ocorre em função de sua composição química, sulfeto hidratado de cálcio, tendo um altíssimo poder condutor. Basta deixar suas pedras próximas à selenita, por no mínimo 2 horas. Este método é ideal para pedras que não podem ter contato com a água, como, por exemplo, a malaquita, a pirita, a rosa do deserto, etc. Também é ideal para acessórios (colares, pulseiras, brincos, pingentes, etc.), já que não vai danificar os metais/entremeios.

- ÁGUA: deixe a pedra mergulhada em água por no mínimo de 2 horas. Não use sal! O cloreto de sódio reage com negativamente com diversos minerais que compõe as pedras reduzindo sua coloração e tornando-as opacas.

Energização

Processo que ativa o poder intrínseco de cada pedra, como se "despertasse e movimentasse" cada elemento químico que a compõe.

- SOL: deixe o seu cristal ao ar livre ou no parapeito de uma janela, luz solar indireta, por no mínimo 2 horas.

O Sol gera energia fotovoltaica que é captada pelos painéis solares e é transformada em energia elétrica. O mais interessante é que um dos componentes dos painéis solares, o silício, está presente na grande maioria das pedras.

- Lua: a força gravitacional é maior na Lua cheia. Por essa razão, é recomendado ativar as pedras nessa ocasião. Outro fator relacionado à Lua é seu significado na magia. Sendo associada a Lillith e aos processos adivinhatórios e mediúnicos, a Lua traz os elementos necessários para realizar esse tipo de energização. Deixe o seu cristal exposto à luz lunar por no mínimo 2 horas.

Programação

Técnica de ativação energética, onde o possuidor do cristal direciona a energia para uma funcionalidade específica. Este processo é muito eficaz, amplificando em muito a potência da pedra. A pessoa é coautora, é agente do processo de cura, saindo de uma posição passiva, para uma posição ativa, influente e determinante no objetivo que deseja alcançar. Neste caso, a postura e a concentração são imprescindíveis. Para isso, coloque a pedra entre as suas mãos, feche os olhos e mentalize a passagem da energia das mãos para a pedra, como um raio de luz, definindo o propósito ou a função que essa pedra terá. Duração de 5 a 10 minutos ou pelo tempo que intuir que seja necessário.

Esta etapa deverá ser repetida toda vez que a pedra passar pelo processo de limpeza e de energização.

8
FORMAS DE UTILIZAÇÃO DAS PEDRAS E DOS CRISTAIS

O princípio das formas de utilização das pedras e dos cristais sempre será o mesmo, a interação do campo eletromagnético da pedra com o da pessoa, do ambiente, dos animais, etc., respeitando a realização dos processos descritos no capítulo anterior. Desta forma, haverá um processo de simbiose, visando estabilizar a frequência energética, proporcionando, assim, condições de auxiliar na minimização de sintomas físicos, emocionais, mentais e espirituais. Os cristais e as pedras podem ser utilizados das mais diversas maneiras, veja alguns exemplos:

Energização pessoal

São as pedras usadas como adornos, pulseiras, colares, brincos, tornozeleiras, etc. A escolha da pedra varia de acordo com o objetivo desejado. Uma forma eficaz é deixá-las sobre o criado mudo, dentro de travesseiros, sob o colchão, já que, em repouso, o corpo terá condições de absorver as energias emanadas mais intensamente.

Energização de ambientes

Utilizadas em casa, no escritório ou no carro como peças decorativas, as pedras reduzem os efeitos da poluição eletromagnética, protegem e energizam, podendo ser colocadas em ambientes comuns, para atender a necessidade de todos os habitantes, ou em locais estratégicos. Veja alguns exemplos:

- TURMALINA-PRETA, CIANITA-PRETA, QUARTZO-FUMÊ, ÔNIX OU ÁGATA-PRETA: qualquer uma dessas pedras, colocadas próximo à porta de entrada da casa ou perto de aparelhos eletrônicos, bloqueiam as energias negativas, deixando-as fora da casa, além de eliminar o eletromagnetismo nocivo dos equipamentos.

- AMETISTA, QUARTZO-VERDE, CRISTAL E QUARTZO-ROSA: excelente combinação para deixar na sala de estar com o objetivo de transmutar a energia dos que chegam e estabilizar todos os aspectos físicos-emocionais e mentais.
- SODALITA, QUARTZO-AZUL OU LÁPIS-LAZÚLI: ideal para ambientes onde a atividade intelectual seja exigida, bem como para ajudar na capacidade de concentração e de atenção.
- QUARTZO-VERDE, MALAQUITA, ÂMBAR OU ESMERALDA: pedras que podem ser deixadas em locais onde o aspecto de cura seja necessário. Lembramos que o âmbar há muito é recomendado por médicos naturopatas para fortalecer o sistema imune, atuar como anti-inflamatório e na diminuição da dor.
- PIRITA, OLHO DE TIGRE, OLHO DE BOI, CITRINO: são pedras que trazem ânimo, força e vitalidade, sendo ideal para ambientes onde se exerçam atividades profissionais.

Banhos de imersão e escalda-pés

A troca energética é bastante eficaz nesses banhos de imersão. A água, por si só, proporciona um estado de relaxamento, fazendo com que a pessoa esteja mais suscetível para receber a energia das pedras. Além disso, como a água é condutora elétrica, faz com que a energia das pedras circule por todo corpo de forma mais intensa e eficaz. Neste caso, as pedras podem ser dispostas em saches ou diretamente na banheira. Para um banho relaxante, pode-se utilizar a ametista, cristal de quartzo, quartzo-azul e quartzo-verde. Já para um banho mais energético, pode-se utilizar o citrino, a cornalina ou o jaspe.

Sabonete líquido, aromatizador de ambientes, óleo para massagem

Todo veículo líquido, por sua forma física, absorve a energia das pedras que contém. Desta maneira, selecionando a pedra adequada, é possível confeccionar *blends* bem interessantes. Exemplos:

- Sabonete de limpeza energética: coloque pedras roladas de turmalina-preta no sabonete líquido de sua preferência.
- Aromatizador calmante: coloque pedras roladas de ametista em seu aromatizador.
- Óleo para favorecer a circulação: coloque pedras roladas de hematita no óleo de massagem a ser utilizado.

As possibilidades são infinitas!!!

Pedras para massagem

Algumas pedras são utilizadas para massagem, promovendo uma sensação de bem estar muito importante. As pedras de basalto são mais indicadas para massagem com pedras quentes, já que apresentam melhor qualidade térmica (retém o calor por maior tempo). Este tipo de massagem é muito relaxante, tem efeito antiestresse e alivia dores crônicas. Os cristais também podem ser aquecidos, entretanto, eles aquecem e resfriam mais rapidamente. Neste caso, o benefício é térmico e energético, desde que as pedras sejam selecionadas com um objetivo específico. Podemos citar o quartzo-verde para promover cura física; jaspe é mais energético e ativa a circulação; o quartzo-azul promove calma e serenidade; a ametista transmuta energia, etc.

Yoni Eggs

Trata-se de uma técnica chinesa trazida para o Ocidente pelo mestre Mantak Chia e pelo ginecologista americano Arnold Kegel, que compreende uma série de exercícios com ovos de cristas, podendo conter cordão de segurança ou não, dependendo da habilidade da usuária. O tamanho dos ovos varia de P, M e G, iniciando com o ovo de tamanho maior e indo para o menor. Cada pedra possui uma energia específica, sutil, que se espalham pelo corpo, trazendo inúmeros benefícios físicos, mentais e emocionais, como por exemplo:

- Aumenta o tônus e a lubrificação do canal vaginal, fortalecendo o assoalho pélvico.
- Auxilia na prevenção do prolapso uterino, da bexiga e/ou do reto.
- Ajuda no tratamento da incontinência urinária.
- Amplia a energia criativa sexual e a liberação de tensões internas, melhorando a sexualidade e o equilíbrio emocional.
- Facilita a eliminação de antigos traumas, proporcionando clareza mental.
- Reforça a vitalidade do ventre e transmuta padrões de sofrimento com experiências traumáticas.

IMPORTANTE: a mesma regra referente a toxidade, assepsia, limpeza, energização e programação para confecção de um elixir mineral se aplica para os *yoni eggs*. Existem restrições para virgens e para grávidas e, por ser bem específica, recomenda-se buscar orientação de profissionais da área para realizar esta técnica.

Temos, ainda, mais três importantes formas de utilização das pedras e dos cristais, que são: os elixires de cristais, a cosmetologia de minerais e os centros energéticos (chacras), como veremos nos capítulos a seguir.

9
ELIXIR DE CRISTAIS

Cada elixir assume as propriedades das pedras que o compõe, atuando no físico, psíquico e energético, melhorando a qualidade e a quantidade de energia vital. Existem duas formas de confecção do elixir: direta e indireta. O que define a escolha de uma ou de outra técnica é a toxidade da pedra utilizada (que veremos a seguir). Se for tóxica, deverá, ser realizada a forma indireta obrigatoriamente.

- Forma direta: nesta técnica, as pedras são colocadas diretamente na água. Para tanto, selecione pedras roladas que não deixam resíduos físicos (pedacinhos), pois nosso organismo não digere esse tipo de material. Também é importante verificar se a pedra é composta por algum elemento químico que seja tóxico para o organismo. Se houver dúvida, opte sempre pelo método indireto que, além de produzir os mesmos benefícios, é mais seguro! Selecionadas as pedras e realizado todo o processo de assepsia, limpeza, energização e programação, mergulhe-as em uma jarra de vidro com água filtrada, deixando-as em repouso por um período mínimo de 4 horas. Agora é só beber. Utilize 200 g de pedras para energizar até 2 litros de água.

- Forma indireta: nesta técnica as pedras utilizadas não terão contato direto com a água. Faça o processo de assepsia, limpeza, energização e programação e, na sequência, coloque as pedras dentro de um copo de vidro e o copo dentro de uma jarra, ou, como no exemplo a seguir as pedras podem ser colocadas dentro de pipetas. Complete a jarra com água filtrada de forma que o líquido não tenha contato com os minerais. Deixe em repouso por um período mínimo de 4 horas. Agora é só beber. Utilize 200 g de pedras para energizar até 2 litros de água.

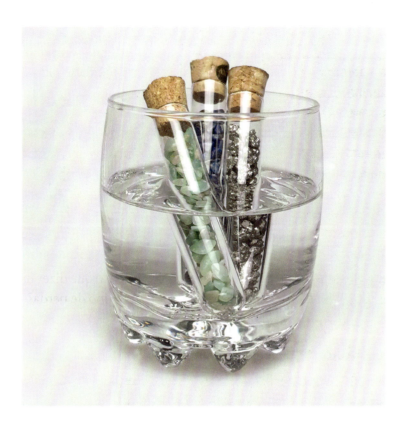

Pedras Tóxicas

É importante saber que, além da beleza e dos aspectos energéticos que as pedras possuem, estas podem apresentar um maior ou menor grau de toxidade para o organismo.

Algumas pedras podem ser manuseadas sem problemas, outras não. Algumas podem ser utilizadas para confecção de elixir de forma direta. Já outras podem ser tóxicas ou não ter as características necessárias para composição de um elixir e, mesmo a forma física com a qual se apresentam (bruta, polida, pó, etc.), é determinante para definir sua utilização.

É sempre importante checar a forma física e a composição química de cada pedra ou cristal. Verifique sempre se há algum elemento químico que apresenta toxidade para o ser humano, dessa forma, teremos a segurança de usufruir apenas dos benefícios das pedras, sem qualquer risco.

Reforço que, em caso de dúvida ou se não encontrar informação suficiente que lhe traga segurança, realize o elixir de forma INDIRETA.

Segue alguns exemplos de pedras ou elementos tóxicos. Como não é possível destacar todos aqui, averigue sempre a composição das pedras e dos cristais para qualquer tipo de uso, especificamente para os elixires, que podem ser usados de forma terapêutica.

Elementos e pedras

- ÁCIDO SULFÚRICO: marcassita.
  Obs.: a exposição ao oxigênio pode dar origem a essa substância, que é tóxica até em contato com a pele.

- ALUMÍNIO: água-marinha, alexandrita, ambligonita, andaluzita, brasilianita, cianita-azul (preta e verde também), crisoberilo (olho de gato), esmeralda, epídoto, espinela, espodumênio (kunzita), estabilita, granada, iolita, jadeíta, jaspe-dálmata, labradorita, lazurita, lepidolita, mica, morganita, moscovita, pedra da lua, pedra do sol, prehnita, rubi, safira, sodalita, tanzanita, topázio, turmalina, turquesa, unakita, zoisita.

- AMIANTO: olho de tigre, olho de falcão, olho de boi, serpentinita.
  Obs.: quando estão na forma fibrosa, até seu manuseio deve ser feito com cautela.

- CHUMBO: galena.
  Obs.: deve ser manuseada com cautela.
- CLOROVANADIO DE CHUMBO: vanadita, clorovanadato.
  Obs.: deve ser manuseada com cautela.
- COBRE: amazonita, atacamita, azurita, brochantita, crisocola, cobre, malaquita, turquesa.
- ENXOFRE: enxofre, lápis-lazúli, pedra boji.
- MARCASSITA: pedra boji.
- ZIRCÔNIO: zircônia.

Pedras que não contêm elementos químicos tóxicos, mas que ainda assim não devem ser colocadas diretamente na água.

- HALITA: dissolve na água por ser um tipo de sal.
- HEMATITA: contém ferro, caso fique muito tempo na água, enferruja.
- MAGNETITA: contém ferro, caso fique muito tempo na água, enferruja.
- PIRITA: pode ser confundida com a marcassita, que é tóxica.
- SELENITA: dissolve na água.

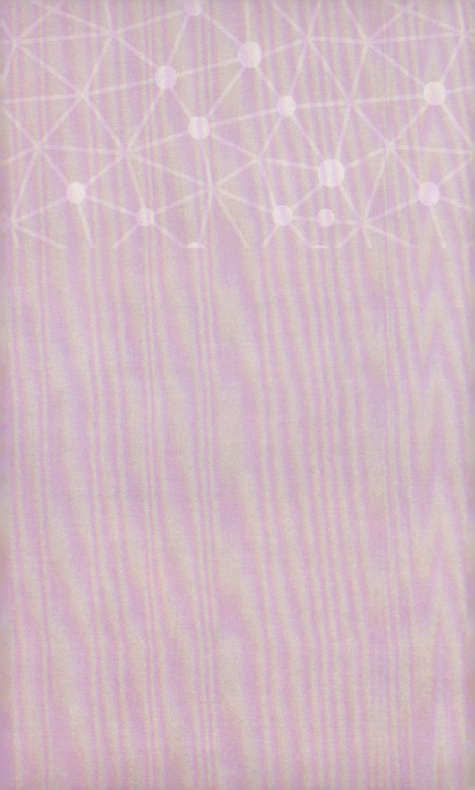

10

COSMETOLOGIA COM MINERAIS

Atualmente existem tantas técnicas que se propõem a garantir a eterna juventude, que é difícil dizer qual é a mais eficiente. São padrões estabelecidos pela sociedade ou pelo mercado da beleza, entretanto, o mais importante nestes casos é cuidar de nossos padrões energéticos para que reflitam a real beleza interior, que não se esvai com o tempo.

É sempre importante realizar um teste alergênico antes de qualquer manuseio com qualquer produto, a regra se estende também aos minerais. Antes de realizar o tratamento, experimente por 2 dias, em uma pequena área na parte interna do braço, a substância a ser usada. A técnica consiste em fazer uma pasta com o pó e água filtrada, de textura fluida, e deixar secar, retirando com água a seguir. Existem produtos já prontos no mercado e outros que devem ser manipulados. Cerifique-se da procedência e siga as instruções de cada produto.

Pó de cristal de quartzo

Composto de dióxido de silício, seu uso em cosméticos é indicado para remover as células mortas, refinando e suavizando a pele. É amplamente utilizado em *peelings* mecânicos.

PROPRIEDADES METAFÍSICAS: elimina energias negativas de todos os tipos, incluindo a poluição eletromagnética; desenvolve a capacidade psíquica, auxiliando na meditação e traz harmonia e equilíbrio. Por estas características, é indicado especialmente para o rosto, pois tem ação direta no Chacra Frontal, centro energético responsável pela 3ª visão.

Pó de turmalina-preta

A turmalina é rica em alumínio, borato, sílica, ferro, sódio e magnésio. Seu uso em cosméticos é indicado para melhorar o tônus e a vitalidade da pele e também ajuda a protregê-la contra o frio e o vento, pois facilita o aumento da microcirculação, que favorece a cicratização e a redução de processos inflamátórios.

Propriedades metafísicas: aumenta a autoconfiança, neutraliza energias negativas, medos e tristezas, ajuda na concentração e inspira amor, espiritualidade e criatividade.

Pó de pérolas

O primeiro registro da utilização das pérolas em cosméticos foi realizado por Cleópatra, que as dissolvia com suco de limão e passada no rosto. Na China e no Japão, as pérolas são moídas e aplicadas à pele para garantir seu brilho, jovialidade e resplendor, ou em cápsulas, como afrodisíaco e para reposição de cálcio. Recentemente, cientistas analisaram profundamente e constataram que os ingredientes mais benéficos do pó de pérola são os 14 – 18 aminoácidos (incluindo os 8 que não podem ser sintetizados pelo corpo humano), ácido benzoico e mais de doze minerais, incluindo germânio, selênio e estrôncio. A absorção via pele é de 95% a 99% e a profundidade atinge a camada de Malpighi, promove reforço na hidratação e clareamento e renovação celular através das atividades metabólicas e enzimáticas. O resultado é uma pele mais clara, lisa, fina e elástica.

Propriedades metafísicas: diminui o estresse, a hipertensão, dores de cabeça e exaustão. Ajuda evitar cardiopatias, enfartes e o processo digestivo. O pó de pérolas está em sintonia com as mulheres, principalmente com as grávidas.

Pó de dolomita

Composta de carbonato de cálcio e magnésio, 30,4% CaO, 21,7% MgO, 47,7% CO_2, o pó de dolomita possui efeitos muito próximos ao do pó de pérola, com um custo mais acessível. O cálcio é responsável pelo equilíbrio e fortalecimento da pele, revitaliza de dentro para fora e proporciona maior densidade e elasticidade. O magnésio fixa os íons de potássio e cálcio que atuam diretamente na manutenção do gel celular, agindo na hidratação e na síntese das fibras de colágeno; tem ação penetrante nos poros, neutralizando a acidez da área aplicada. Atua no clareamento de manchas provocadas pela incidência dos raios solares e manchas senis e hormonais; suaviza olheiras e flacidez; tem efeito refrescante após a exposição ao sol; hidrata, amacia e atenua rugas e cicatrizes de acnes; reduz o processo inflamatório de acnes; é emoliente e favorece a extração de cravos. O pó de dolomita é encontrado para venda a granel, próprio para procedimentos estéticos e de beleza, assim como as argilas, e também em drágeas, para combater a osteoporose, auxiliar na circulação sanguínea e promover elasticidade aos músculos.

PROPRIEDADES METAFÍSICAS: semelhantes as encontradas no pó de pérola.

11

CENTROS ENERGÉTICOS:

CHACRAS

Uma forma importante de utilização das pedras se faz no reequilíbrio energético dos centros de força, denominados de *chacras*. Essa técnica pode ser presencial ou a distância, mas primeiro é necessário entender o que são os chacras e como eles funcionam.

Chacras são centros de forças semelhantes a discos que estão em constante movimento rotativo e que formam uma depressão em seu centro, lembrando o movimento acelerado de uma hélice em alta velocidade. Daí o nome *chacra*, que em sânscrito significa "disco giratório". Esses centros distribuem as energias necessárias à vida e proporcionam o crescimento das faculdades físicas, psíquicas e emocionais no ser humano, tendo impacto determinante na região onde estão localizados de forma tridimensional e que interagem entre si, como um circuito elétrico.

São 7 os principais chacras e, apesar de existirem muitos outros, nosso foco principal para o uso das pedras e dos cristais ficará somente nesses, devido a importância que eles têm por sua associação ao sistema endócrino do corpo humano. Cada chacra está associado a uma glândula específica. Vejamos:

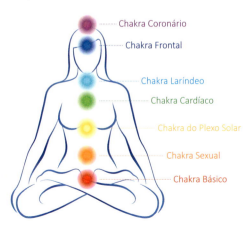

1º Chacra: Básico

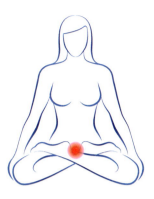

Relacionado com a parte inferior do corpo, com os pés, ao aterramento e ao físico, o Chacra Básico está associado, principalmente, a características que dizem respeito à vitalidade, à sobrevivência, aos bens matérias, à praticidade, à ação e ao movimento. No físico está relacionado aos órgãos localizados no baixo ventre como intestino, rins, estrutura óssea da bacia e dos membros inferiores, articulações de joelho e tornozelo.

Cor: vermelha.

Localização: final da coluna vertebral, no períneo. Como se ramifica até os pés, pode ser energizado tanto no osso púbico como através da planta dos pés.

Glândula responsável: suprarrenal.

Hormônios que secreta: adrenalina, noradrenalina e cortisol (hormônios do estresse). Aldosterona (reabsorção do sódio pelo rim).

Disfunções: problemas ósseos (artrite, artrose, osteoporose, fraturas, fraqueza óssea); problemas circulatórios (varizes, hematomas, trombo) e cálculos renais. Falta de praticidade; dificuldade em transpor obstáculos e levar projetos até o final, muitas ideias e poucos resultados; volubilidade; dificuldades financeiras e/ou profissionais; medos; instabilidade; insegurança; raiva; tensão e violência.

Qualidades positivas (equilíbrio): coragem, estabilidade, individualidade, paciência, saúde, sucesso e segurança.

Pedras recomendadas: turmalina-negra, ônix, quartzo-fumê e jaspe.

2º Chacra: Sexual

Relacionado com características que dizem respeito à segurança, à flexibilidade, à sensualidade, à capacidade de decisão, à jovialidade, ao frescor e à leveza. No aspecto físico este chacra está relacionado aos órgãos sexuais, medula e sangue.

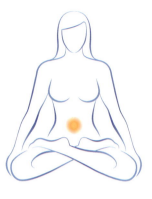

Cor: laranja.

Localização: três dedos abaixo do umbigo.

Glândulas responsáveis: ovários e testículos.

Hormônios que secreta: progesterona e testosterona.

Disfunções: dependência emocional, bloqueio criativo, pragmatismo, rigidez, teimosia, confusão, ciúme, impotência, desordens sexuais e problemas circulatórios. Também afeta a relação que temos com a comida, a bebida e eventos sociais.

Qualidades positivas: assimilação de novas ideias, capacidade de dar e receber, desejo sexual, prazer, adaptabilidade a mudanças, gosto por novas experiências, paixão pela vida e funcionalidade adequada do aparelho reprodutor. Permite o movimento, o equilíbrio entre a sensibilidade e o pragmatismo, entre a razão e a emoção, entre o masculino e o feminino.

Pedras: cornalina, ágata-laranja, granada e rubi.

3º Chacra: Plexo Solar

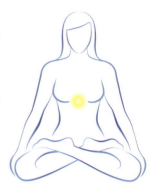

Relacionado a características que dizem respeito ao carisma, à persuasão, ao magnetismo pessoal, à autoestima, à valorização do ego, à autoridade competente e à influência. No aspecto físico, afeta os órgãos moles situados no abdômen e o funcionamento metabólico, digestivo e excretor.

Cor: amarela.

Localização: três dedos acima do umbigo.

Glândula responsável: pâncreas.

Hormônios que secreta: insulina (metabolismo dos carboidratos e açucares). Regula a glicose no sangue.

Disfunções: alterações do estômago, vesícula, fígado, pâncreas, baço, chegando ao intestino e rins (distúrbios alimentares, digestivos, cálculos vesiculares). Excesso de crítica, perfeccionismo, necessidade de controle e de centralização, egocentrismo, submissão extrema e invisibilidade (estes dois últimos quando há déficit energético).

Qualidades positivas (equilíbrio): autocontrole, energia, humor, poder pessoal, capacidade de se colocar com segurança e destaque e de administrar as emoções com equilíbrio, espírito criador e transformação.

Pedras: citrino, âmbar, pedra do sol, calcita-amarela ou calcita-dourada.

4º Chacra: Cardíaco

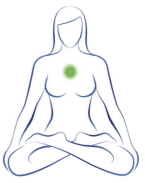

Apesar do pouco valor recebido, a glândula timo é de extrema importância e está relacionada diretamente ao Chacra Cardíaco, considerado o chacra do coração. Segundo relatos, o timo é determinante no Sistema Imune e extremamente sensível a alterações emocionais intensas. A medicina oriental costuma dar apalpadelas no timo do paciente para mantê-los resistentes a doenças, alguns heróis de quadrinhos dão socos nessa região para ativar a força interna, e o que dizer da dor no peito que surge quando temos algum tipo de perda?

Quando dizemos que o nosso "coração está em pedaços", automaticamente levamos a mão ao peito, exatamente no timo, não no coração. Com o envelhecimento, a tendência é o timo e o coração se aproximarem, formando quase um único órgão.

O Chacra Cardíaco relaciona-se ao amor incondicional e a nossa fonte vital, responsável pela saúde e pela vitalidade do corpo físico, do coração e dos pulmões. Chacra que favorece a consciência e a percepção dos sentimentos, das emoções e das intenções alheias.

Quando é bem desenvolvido, sua energia é o poder do conhecimento. Seu atributo é a sabedoria e, dependendo do grau de sua vitalidade, pode gerar humildade ou soberba.

Cor: verde.

Localização: centro do peito.

Glândula responsável: timo.

Hormônio que secreta: timosina, mais presente quando somos jovens e interfere no sistema imunológico e na produção dos linfócitos.

Disfunções: problemas respiratórios de toda ordem; cardiopatias; dificuldade em lidar com as próprias emoções, e com as dos outros também; medos, insegurança afetiva, mágoas, amarguras e rancores; dificuldade em expressar seus sentimentos e em lidar com a afetividade que por vezes sufoca e por outras vezes, distancia. Problemas de ordem respiratória e sensação de sufocamento.

Qualidades positivas (equilíbrio): capacidade de amar de forma incondicional, de sentir compaixão, harmonia, paz, ser capaz de praticar o desapego e de se manter em equilíbrio. Capacidade adequada de estar no aqui e agora, desapegando de traumas passados, praticando o perdão, bem como reduzindo expectativas futuras.

Pedras: quartzo-rosa, rodocrosita, rodonita, quartzo-verde, malaquita, jade, peridoto e turmalina-melancia possuem a cor rosa e a cor verde. Nestes casos existem duas possibilidades:

- Utilizar uma dupla de pedras, uma rosa e uma verde, pois o manganês, que confere a cor rosa para as pedras, é um agente "sensibilizador" que pode deixar pessoas sensíveis, ainda mais sensíveis. Neste caso, o verde interfere amenizando essa condição.
- Ou utilizar somente pedras verdes, com o objetivo de "curar" todos os aspectos emocionais.

5º Chacra: Laríngeo

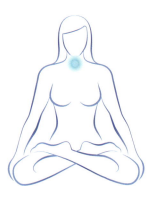

Relacionado com a expressão verbal e a comunicação, com a capacidade de expressar nossas ideias e com as crenças, de forma clara e inteligível. No aspecto físico, afeta a região da boca, das cordas vocais e da garganta, compreendendo a faringe, a laringe, a glândula tireoide, a traqueia e os pulmões. Também atua fortemente na região da coluna cervical.

Cor: azul-claro.

Localização: base da garganta.

Glândula responsável: tireoide.

Hormônios que secretam: T3, T4.

Disfunções: perturbações no metabolismo, podendo causar estados depressivos ou irritadiços e hiperativismo; anomalia das vias respiratórias, como asma e bronquite; problemas da fala, como gagueira e roquidão constante, além de dificuldades em expressar suas ideias, principalmente em grupo. Também causa tensão na região dos ombros, dores na base da cabeça e rigidez na musculatura do pescoço, como torcicolo.

Qualidades positivas (equilíbrio): comunicação, criatividade, conhecimento, espontaneidade, integração e lealdade. Habilidade para ouvir o outro de forma generosa, compreendendo e sendo capaz de auxiliar com sabedoria e eloquência.

Pedras: água-marinha, lápis-lazúli, sodalita e turquesa.

6º Chacra: Frontal

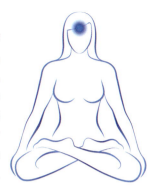

Relacionado à capacidade de concentração, clareza de raciocínio, discernimento, memória, imaginação, intuição, processos cognitivos, tensão nervosa, inquietação, aspectos físicos e a problemas de aprendizagem. Por estar ligado à hipófise, tem grande importância, já que esta glândula funciona como um sensor metabólico para as demais glândulas: se o T3 e T4, produzidos pela tireoide, não estão em níveis satisfatórios, a hipófise aumenta a produção de TSH na tentativa de suprir esse déficit, mesmo que temporariamente. Chacra que tem conexão com a 3ª Visão, ligada a aspectos adivinhatórios e intuitivos. Atua nas cefaleias, problemas relacionados ao ouvido, aos olhos e ao nariz.

Cor: azul-índigo.

Localização: situa-se entre os olhos, atuando sobre a fronte e a região da visão.

Glândulas responsáveis: hipófise ou pituitária.

Hormônios que secreta: controla o T3, T4, progesterona, testosterona, secreção do leite, metabolismo da glicose, proteínas e lipídios. Hormônio que trabalha durante o dia.

Disfunções: problemas relacionados à visão, sinusite, renite, dor de cabeça, dificuldades de memória, raciocínio, concentração, medos, problemas nos olhos (visão), pesadelos e tensão.

Qualidades positivas: revitaliza o sistema nervoso e a visão. Desenvolve a concentração, devoção, intuição, imaginação, realização da alma e sabedoria.

Pedras: sodalita, lápis-lazúli, quartzo-azul, safira-azul, apatita-azul, ametista, cianita-azul e turquesa.

7º Chacra: Coronário

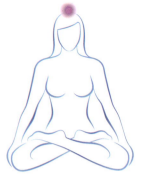

Relacionado a capacidade de conexão com a espiritualidade e a energia universal, o Chacra Coronário é responsável pela irrigação energética do cérebro e do cerebelo, elo entre a mente espiritual e o cérebro físico, sede da Consciência Superior. A atuação neste chacra desbloqueia e limpa a negatividade. Da mesma forma que o Timo, a glândula Pineal também tem sido pouco estudada até o momento.

Cor: violeta.

Localização: no alto posterior da cabeça.

Glândula responsável: pineal.

Hormônios: não se conhece os hormônios secretados pela pineal, entretanto, o que se sabe é que sua função é controlar todos os centros de força enquanto estamos dormindo, mantendo a ligação entre corpo e espírito.

Disfunções: psicopatias, desconexão com a realidade, agressividade, alucinações, confusão, depressão e falta de inspiração.

Qualidades positivas: percepção além do tempo e do espaço; promove abertura da consciência para o infinito e influencia a saúde em geral, as faculdades cognitivas e a compreensão da realidade.

Pedras: cristal de quartzo, ametista, citrino, pedra da lua e opala.

12
PEDRAS DE PROTEÇÃO

Normalmente, quando as pessoas buscam uma pedra de proteção, elas se atêm a categorias como pedras para os signos, profissões orixás, dentre outros.

A necessidade de entender o que rege cada ser humano e de compreender seus comportamentos e necessidades vem de muito tempo. Hipócrates, pai da medicina, estabeleceu 4 tipos de temperamentos (sanguíneo, fleumático, colérico e melancólico) que possuíam biotipos e características de personalidades específicas. Outros estudos mais recentes apontam para uma subdivisão maior, chegando a 12 ou até 36 tipos.

É claro que não existem 4 tipos de pessoas, ou 12 ou 36, com as mesmas características e necessidades. O universo do ser humano não é previsível a esse ponto. Temos um pouco de cada um, que se manifesta mais ou menos, dependendo de cada situação. Por vezes, temos uma predominância, outras vezes não.

Da mesma forma, a classificação por signos, planetas, profissões, dentre outros, por si só não tem a profundidade necessária para estabelecer se esta ou aquela pedra é a melhor escolha, o que vemos são indícios que devem ser considerados com maior profundidade dependendo do tema escolhido.

A título de curiosidade, seguem algumas opções compiladas de diversos artigos.

A astrologia e as pedras

Na Astrologia, a atribuição de certos cristais a signos, planetas e meses de nascimento faz parte de uma tradição antiga.

A cada signo do Zodíaco vários cristais podem ser associados. A lista a seguir é um exemplo dos cristais mais frequentemente associados com cada signo:

Áries: ametista, cornalina, granada, opala de fogo, rubelita, rubi e topázio.

Touro: água-marinha, esmeralda, kunzita, lápis-lazúli, quartzo-rosa, rodocrosita, safira e topázio.

Gêmeos: ágata-musgo, água-marinha, crisocola, crisoprásio, kunzita, safira e topázio.

Câncer: albita, crisoprásio, esmeralda, malaquita, opala, pedra da lua, rodocrosita, rubelita e verdelita.

Leão: âmbar, citrino, cornalina, crisocola, enxofre, rubi, esmeralda, granada, opala de fogo, rubelita e topázio.

Virgem: amazonita, âmbar, ametista, citrino, cornalina, crisocola, pedra da lua e safira.

Libra: água-marinha, esmeralda, kunzita, lápis-lazúli, opala, pedra da lua, peridoto, quartzo-rosa, rubelita e safira.

Escorpião: água-marinha, albita, cornalina, esmeralda, granada, kunzita, malaquita, obsidiana, pedra da lua, rubi, topázio e verdelita.

Sagitário: ametista, azurita, indicolita, labradorita, lápis-lazúli, malaquita, rubelita, rubi, sodalita e topázio.

Capricórnio: âmbar, ametista, cornalina, granada, opala de fogo, labradorita, peridoto, rubi, safira e verdelita.

Aquário: água-marinha, crisoprásio, granada, labradorita, lápis-lazúli e opala.

Peixes: água-marinha, albita, ametista, crisoprásio, fluorita, labradorita, opala, pedra da lua, sugilita e verdelita.

Todos os signos: coral, diamante, diamante Herkimer, heliotrópio, larimar, pérola, cristal de quartzo, quartzo-rosa, quartzo-fumê, jade, turmalina-melancia e turquesa.

Os planetas e os cristais

Sol: diamante, cristal de quartzo, pedra do sol, olho de tigre, topázio e granada.

Lua: pedra da lua e opala.

Mercúrio: citrino, esmeralda, aventurina, safira-amarela e ágata.

Vênus: quartzo-rosa, esmeralda, jade, kunzita, malaquita e crisocola.

Marte: hematita, rubi, heliotrópio, granada e opala de fogo.

Júpiter: topázio-imperial, ametista, safira-azul e lápis-lazúli.

Saturno: ônix, turmalina-negra e safira-azul.

Urano: turquesa e safira-azul.

Netuno: ametista e opala.

Plutão: obsidiana e quartzo com turmalina.

Os orixás e os cristais

Oxalá: cristal de quartzo.

Xangô: topázio-imperial e olho de tigre.

Ogum: hematita, rubi e granada.

Oxóssi: esmeralda e quartzo-verde.

Omolu: obsidiana e ônix.

Nanã: ametista.

Iemanjá: cristal de quartzo e pedra da lua.

Iansã: topázio-imperial e citrino.

Oxum: água-marinha e crisocola.

Exu: turmalina e granada.

Pomba gira: rodonita, turmalina e granada.

Preto-velho: obsidiana-flocada, quartzo-turmalinado, cristal de quartzo, quartzo-fumê e ônix.

Erê: quartzo-rosa e água-marinha.

As profissões e as pedras

Advogados: esmeralda, heliotrópio, lápis-lazúli, pedra da lua, cristal de quartzo, rubi e safira.

Ambientalistas: cornalina, esmeralda, fósseis e malaquita.

Arquitetos: cornalina e cristal de quartzo.

Artistas: amazonita, ametista, coral, crisocola, larimar, pedra da lua, cristal de quartzo, quartzo-azul, quartzo-rosa, pérola, rubelita, selenita e sílica gema.

Astrólogos: ametista, cuprita, malaquita e meteorito.

Atletas: coral, cornalina, diamante, esmeralda, heliotrópio, hematita, madeira petrificada e ônix.

Atores: ágata, água-marinha, cornalina, sodalita e topázio.

Babás: hematita, larimar, malaquita e quartzo-rosa.

Banqueiros e bancários: aventurina e diamante.

Cantores: água-marinha, crisocola e larimar.

Cientistas: azurita, calcita, diamante, fluorita, lápis-lazúli e pirita.

Cirurgiões: diamante, fluorita, hematita, malaquita e verdelita.

Comunicadores e publicitários: ágata-azul-rendada, aventurina, citrino, granada, jade, lápis-lazúli, larimar, malaquita, cristal de quartzo, olho de tigre e topázio.

Construtores e operários de obra: ágata e cornalina.

Costureiros: peridoto e pérola.

Cozinheiros: ágata-musgo.

Dançarinos: ágata-dendrítica, ametista, opala, esmeralda, malaquita, pedra da lua, pérola e sugilita.

Dentistas: ágata, água-marinha, coral, diamante, dolomita, fluorita, fósseis, lápis-lazúli, malaquita e peridoto.

Detetives: azurita, olho de tigre e zircão.

Donas de casa: abalone, ágata-azul-rendada, esmeralda, granada, pedra da lua, quartzo-rosa e topázio.

Educadores: ágata, jade, pedra da lua, pirita, quartzo-rosa, turquesa e vivianita.

Eletricistas: ágata de botswana, cornalina, opala de fogo, quartzo-rutilado e turmalina.

Enfermeiros: esmeralda, heliotrópio e jade.

Escritores: ágata-azul-rendada, azurita, esmeralda, safira, lápis-lazúli, malaquita e sodalita.

Estudantes: amazonita, diamante, enxofre, lápis-lazúli, quartzo-rosa e sodalita.

Executivos: ágata-azul-rendada, cornalina, heliotrópio, lápis-lazúli, malaquita, ônix, pedra da lua e safira.

Fazendeiros e jardineiros: ágata-musgo, âmbar, ametista, coral, diamante, esmeralda, madeira petrificada, obsidiana, pedra da lua, jade e pérola.

Funcionários públicos: citrino, cornalina, quartzo-fumê e topázio.

Garçons: pedra da lua e rodonita.

Inventores: azurita, charoita, crisocola, crocoíta, cristal de quartzo, lápis-lazúli, sílica gema e sugilita.

Jornalistas: água-marinha, cornalina, heliodoro, rubi, lápis-lazúli e safira.

Médicos: esmeralda, malaquita, quartzo-rosa, rubi e topázio.

Mergulhadores: água-marinha, larimar, malaquita e olho de tigre.

Militares: cornalina, jade, rodonita e rubi.

Mineradores e garimpeiros: malaquita e turmalina.

Ministros: ametista, rubi e safira.

Motoristas: ágata, cornalina, malaquita e quartzo-rutilado.

Músicos: crisocola, jade, lápis-lazúli, opala, cristal de quartzo, sílica gema e sugilita.

Operários: coral e turquesa.

Policiais: ágata, cornalina, heliotrópio, malaquita, ônix, pedra da lua, rodocrosita e rodonita.

Políticos: ametista, jade, pedra da lua e turquesa.

Psicólogos: ametista, azurita, lápis-lazúli, obsidiana, pedra da lua e safira.

Secretárias: ágata-dendrítica, água-marinha, ametista, malaquita, pedra da lua e quartzo-rosa.

Terapeutas alternativos: água-marinha, charoita, citrino, cornalina, crisocola, diamante, hematita, lápis-lazúli, larimar, malaquita, obsidiana, pedra da lua, cristal de quartzo, rubi, quartzo-rosa, sílica gema, sugilita, tanzanita e turmalina-preta.

Telefonistas: ágata, água-marinha e turmalina.

Vendedores: ágata, citrino, coral, cornalina, madeira petrificada, pedra da lua e topázio.

Veterinários: ágata-musgo, coral, heliotrópio, jade, madeira petrificada, quartzo-rosa e turquesa.

13

PEDRAS E CRISTAIS:

PROPRIEDADES TERAPÊUTICAS

ÁGATAS

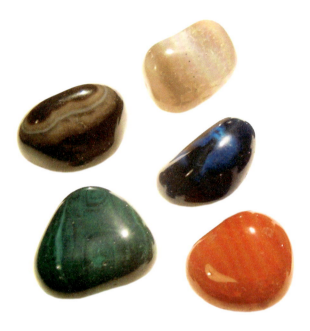

Sua composição química contém dióxido de silício com ferro, cálcio, sódio, manganês, cromo e traços de alumínio, dependendo de sua coloração.

As ágatas são encontradas em todo mundo. O Brasil é um grande produtor destas pedras, que se formam a partir da cristalização da sílica, nas paredes posteriores de cavidades obstruídas das rochas. Devido a sua diferente coloração e porosidade, formam-se nelas diversas camadas de cores sobrepostas. Esta família de pedras atua em cada chacra de acordo com sua coloração.

ÁGATA DE FOGO

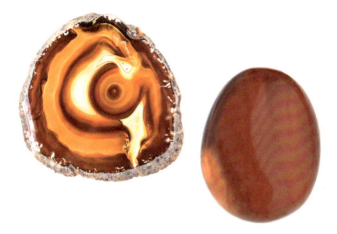

A coloração desta ágata se dá pela presença de ferro em sua composição. Pedra que oxigena o sangue e ativa a hemoglobina, atuando de forma benéfica nos órgãos "moles", que compõe o sistema digestivo, como estômago, baço, pâncreas, intestino, etc.

Esta pedra é tônica, revigorante e atua no Chacra Sexual, ativando a libido, promovendo o equilíbrio dos hormônios e estabilizando os sintomas da menopausa.

A ágata de fogo é excelente para neutralizar energias negativas, formando um escudo protetor. Traz segurança; favorece a flexibilidade; promove a coragem e o discernimento para encontrar a melhor forma de agir diante das situações; restaura o equilíbrio e a harmonia; aumenta a natureza prática e as realizações e é excelente para pessoas com tendência a "se perder em sonhos" sem que realizem seus objetivos, ou ainda aquelas que começam diversas atividades sem concluir nenhuma delas.

ÁGATA-AZUL

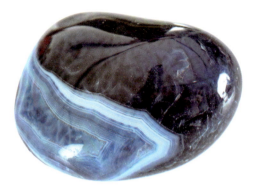

A ágata-azul, em sua cor natural, é difícil de ser encontrada, em geral, as que encontramos no mercado têm sua coloração ativada de forma artificial, por irradiação, temperatura ou adição de outras substâncias químicas. Apesar disso, considera-se que a pedra mantém a essência de suas propriedades energéticas, sendo utilizada em diversas terapias.

Pedra que apresenta grande poder de cura, pois atua no sistema nervoso, reduzindo o estresse e aliviando sintomas de ordem psicossomática. Traz paz, felicidade, tolerância e equilíbrio; facilita insights, processos cognitivos e de aprendizagem; ativa o pâncreas e as glândulas ligadas ao processo digestivo, que são órgãos que facilmente se desequilibram com alterações emocionais. Auxilia a liberar a raiva reprimida, sendo por essa razão benéfica para sintomas provenientes de desarranjos do fígado. Em crianças é usada como proteção.

ÁGATA-AZUL-RENDADA (Blue Lace)

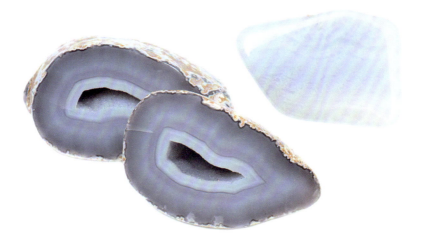

Proveniente dos Estados Unidos, da Austrália, do Uruguai e do Brasil, a cor original dessa pedra é de um azul bem clarinho, com listras brancas que se assemelham à renda. Como todas as demais pedras que possuem essa tonalidade de azul, com pigmentação muito suave, a ágata-rendada tem uma ligação direta com as esferas angelicais, especialmente indicada para quartos de crianças, idosos e adolescentes.

A energia dessa pedra favorece a expressão dos sentimentos e das emoções de forma fluida e sem entraves, contribuindo com a espontaneidade e a pureza, reduzindo nossos bloqueios, censuras, julgamentos e receios e ainda ampliando o sentimento de calma e de alegria.

Fisicamente, é usada no tratamento do Chacra Laríngeo, aliviando tensões nos ombros e pescoço, favorecendo a coluna cervical, atuando em infecções, dores de garganta, problemas de fala e cordas vocais, bem como em distúrbios ligados à tireoide.

ÁGATA-VERDE ou ÁGATA-MUSGO

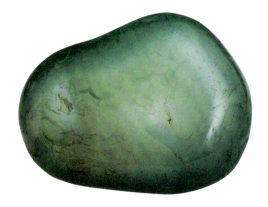

Sua composição é dióxido de silício com mistura de anfíbolo e manganês. Encontrado no Brasil, na África do Sul, na China e nos Estados Unidos, este é um cristal de cura com uma poderosa ligação com a natureza.

No corpo humano, atua sobre o pâncreas e protege de doenças metabólicas, além de equilibrar o nível de açúcar no sangue. O Elixir preparado com esta pedra ativa as funções renais, da bexiga e intestinais.

A ágata-verde age principalmente no Chacra Cardíaco e nos faz reconhecer que tudo que provém da vida e da natureza precisa de um tempo próprio para crescer. É uma pedra que traz conhecimento interior, firmeza, tranquilidade e energia vital.

Oferece o enraizamento e a proteção da terra e a energia das plantas. Ajuda a ver a beleza em todas as coisas. Esta pedra é tradicionalmente usada na agricultura para proteger os campos de cultivo.

ÁGATA-BRANCA e ÁGATA-PRETA

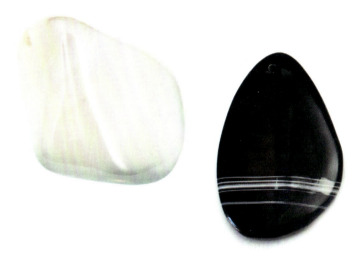

Todos nós possuímos canais de entrada de energia e dois deles são extremos opostos. O Coronário, que situa-se na região da cabeça, e o Básico, no final da coluna.

As pedras brancas e pretas têm como principal função a proteção e a limpeza dessas duas entradas, sendo que as brancas se destinam ao Coronário, em contato com a energia cósmica e universal, e as pretas, que são ligadas à raiz, à terra e às energias telúricas. Ambas formam um circuito perfeito.

Essas pedras ajudam a despertar e a abrir o seu interior, dão coragem, transmitem energia, paz e faz com que as pessoas sejam mais receptivas, aceitando mais facilmente as mudanças da vida. São pedras de proteção contra perigos físicos.

ÁGUA-MARINHA

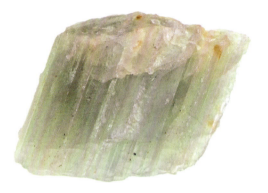

Encontrada principalmente no Brasil, na Rússia, na Austrália, na Índia e no Sri Lanka, sua composição química é de silicato de alumínio, berílio e cromo. Sua cor é azul-claro, azul, ou azul-esverdeado, indo do transparente ao opaco. É uma pedra excelente para ser utilizada no Laríngeo, facilitando a expressão das emoções e de sentimentos reprimidos.

A água-marinha controla a ansiedade e a inquietação. Nesse sentido, os processos vinculados à respiração são facilitados, sendo uma pedra indicada para aliviar sintomas da renite, sinusite, asma, bronquite, falta de ar, rouquidão, infecções de garganta, problemas de tireoide e problemas nas cordas vocais. Reduz o medo; aumenta o poder psíquico; traz paz, alegria e felicidade nos relacionamentos; acalma a mente; alivia o estresse e aumenta a criatividade e a intuição, ajudando-nos a melhor interpretarmos nossas emoções. Seu uso é particularmente recomendado a pessoas que utilizam muito a voz. As estrias longitudinais que ela apresenta ajudam a conduzir a energia entre dois pontos, fazendo com que apresente grande campo eletromagnético. Em relação aos ambientes, ela age diminuindo a negatividade, acalmando e harmonizando.

AMAZONITA

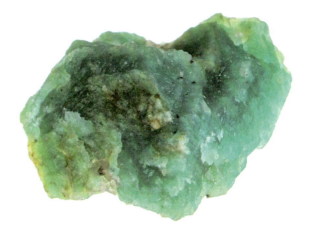

Encontrada principalmente no Brasil, nos Estados Unidos, na Índia e em Madagascar, sua composição química contém silicato de alumínio e potássio e sua cor, em tons verdes-azulados, é opaca.

A combinação do potássio com o alumínio ativa todos os processos cognitivos como a memória, a criatividade, o raciocínio e a capacidade de concentração. Seu potencial energético está mais ligado ao Chacra Laríngeo, mas também se aplica ao Cardíaco.

Pedra que ajuda a aperfeiçoar a expressão pessoal e artística de forma geral. Alivia e acalma o sistema nervoso e, por aumentar a expressão criativa, a amazonita é recomendada para ser usada pelas pessoas envolvidas com artes plásticas, literatura, música, etc.

ÂMBAR

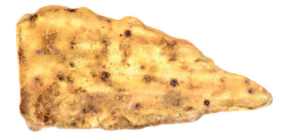

Encontrado principalmente na região do mar Báltico e em menor escala na Alemanha, República Dominicana, Canadá e Sicília, por ser uma resina, sua composição não é exata, podendo resultar de vários compostos, alguns orgânicos e outros não. Em sua base o âmbar é composto de carbono, hidrogênio e oxigênio, fazendo com que ele tenha uma carga elétrica bastante potente. Sua cor vai do amarelo ao laranja, podendo ser transparente ou opaco.

Em grego, o âmbar é chamado de *elektron,* quando friccionado, carrega-se de energia elétrica negativa, atraindo impurezas. Não se trata de uma pedra, mas de uma mistura de várias resinas de origem vegetal, proveniente de antigos pinheiros ancestrais extintos a milhares de anos, sendo um recurso finito. Utilizada desde a antiguidade, essa resina transitava entre a Europa e o Egito, através da Rota do Âmbar, uma antiga rota de comércio que ligava o Mar do Norte e o Mar Báltico à Itália, à Grécia, ao Mar Negro e ao Egito antes mesmo do nascimento de Jesus. Fortalecedor do sistema imunológico, o âmbar alivia processos inflamatórios e dolorosos, razão pela qual é recomendada para crianças em fase do surgimento dos dentes. A resina é antidepressiva, ajuda a encarar a vida com mais humor e alegria, aumenta a beleza natural, estimula a felicidade, alivia o estresse e fortalece a tomada de decisões. Excelente opção para ser utilizada no Plexo Solar.

AMETISTA

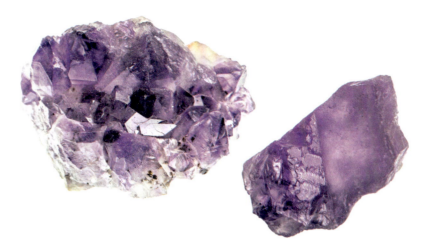

Encontrada principalmente no Brasil, no Uruguai, no México e em Madagascar, sua composição química contém dióxido de silício e ferro, com traços de manganês. Sua cor varia do transparente e lilás pálido ao roxo escuro.

A ametista é usada principalmente no Chacra Frontal e Coronário. É uma pedra coringa, que pode ser utilizada em qualquer chacra; traz coragem, cura e paz e fortalece o ego, a serenidade e a compreensão, propiciando a mudança de padrões vibracionais negativos em momentos de perdas, mudanças, conflitos e desilusões. Devido a sua propriedade de transmutação da energia pessoal e do ambiente, promove a purificação e a limpeza. Ideal para ser posicionada na sala de estar ou no quarto de dormir, perfeita para trabalhos de relaxamento e meditação. A combinação do ferro (energia) com o manganês (estabilizador emocional), fortalece o físico e o autocontrole, auxiliando na eliminação dos sentimentos de raiva, estresse, medo e ansiedade, além de eliminar dor de cabeça, enxaqueca e insônia.

ANGELITA

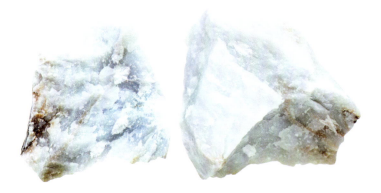

Pedra encontrada originalmente na Grã-Bretanha, no Egito, na Alemanha, no México no Peru, na Polônia e na Líbia. Com o cálcio em sua composição, a angelita é indicada principalmente no tratamento de problemas ligados à estrutura óssea, aos dentes, à musculatura e ao fortalecimento do sistema imunológico, sendo uma poderosa pedra de cura.

Como indica seu próprio nome, essa é uma pedra que está ligada à falange angelical. Seu azul suave e seu teor de cálcio são indicados, em especial, para crianças em fase de crescimento, proporcionando um sono reparador.

Também auxilia nos processos cognitivos e na comunicação de sentimentos e nas emoções de forma menos tensionada. A angelita atua como pedra de proteção, promovendo paz, calma, harmonia e lucidez.

APATITE

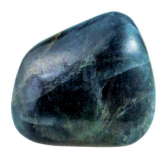

Encontrada principalmente nos Estados Unidos, México, Marrocos, Oriente Médio, Rússia, Finlândia e Brasil, sua composição química contém fosfato de cálcio, flúor e cloro.

O ser humano produz cristais de apatita, já que possui esses mesmos minerais em seu organismo. Esses cristais se localizam na glândula pineal. Para Dr. Sérgio Felipe de Oliveira, médico e neurocientista da (UNIFESP), "a concentração de cristais de apatita está positivamente relacionada com faculdades mediúnicas, como estabelecer comunicação com mentes dissociadas da função cerebral biologicamente funcional".

Sua cor varia entre o verde e o azul, mas também pode apresentar cor amarela e vermelha.

Rica em fósforo, ativa o suprimento de sangue das zonas do intestino, garantindo um melhor aproveitamento dos alimentos; auxilia na digestão da clara de ovo, açúcar e gorduras; ajuda a eliminar o sentimento de fome; favorece nas dietas; contribui para o fortalecimento do sistema imunológico de proteção; reduz a gripe; alivia o estresse e relaxa a tensão nervosa. Pedra que favorece o equilíbrio, a vontade de viver, a concentração e a resiliência. Na meditação nos proporciona uma sensação de calor e de equilíbrio e nos auxilia a desenvolver a empatia, além de saídas mais brandas para nossos próprios problemas.

ARAGONITA

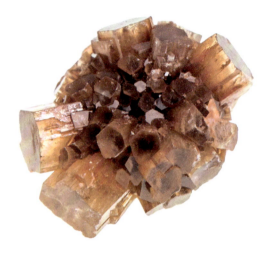

Encontrada principalmente na Namíbia, na Espanha e na Grã-Bretanha, a aragonita tem seu nome em homenagem à cidade espanhola de Molina de Aragon. Sua composição química contém carbonato de cálcio. Sua cor é amarelo, dourado, marrom, branco, verde e azul.

Esta pedra apresenta alto teor de cálcio em sua composição e, com isso, favorece a pele, os tecidos e o esqueleto. É uma pedra que alivia todos os sintomas provenientes de alterações ósseas, articulares, processos inflamatórios, reumatismo, osteopenia e osteoporose. Pode ser colocada sobre o joelho, nas juntas, na coluna vertebral, nas mãos e nos pés.

A aragonita é tida como uma pedra de aterramento, ligada à Gaia – Terra. Traz segurança, estabilidade e praticidade. Colocada sob o travesseiro, previne contra pesadelos e sonambulismo.

AZURITA

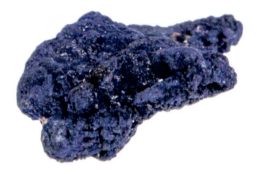

Encontrada principalmente nos Estados Unidos, no México, na Namíbia, no Chile e na Austrália, sua composição química contém carbonato básico de cobre, apresentando inclusões de cálcio, cobalto, zinco, enxofre, ferro e cromo. Sua cor é azul-escura (anil ou índigo) e é opaca.

Esta pedra era usada por sacerdotes do Egito para aumentar a consciência espiritual e ampliar sua compreensão e sua sabedoria do Mundo e do Universo. Sua cor índigo leva à meditação intensificada, pois faz com que a pessoa seja capaz de atingir a postura mental correta que a meditação exige.

A azurita favorece insights, desenvolvimento da mediunidade, processos intuitivos e visionários. Auxilia a restabelecer a estrutura cerebral, revigorando-a. É benéfica ao baço, tireoide, ossos e pele. Fortalece o ego, auxiliando no processo de desapego do passado, aceitação do futuro e melhor entendimento da vida e, por apresentar uma energia muito intensa, pode causar palpitações, nesse caso é recomendada a sua remoção.

BARITA

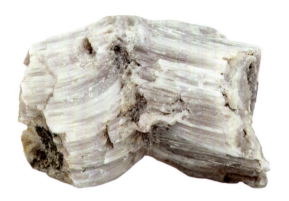

Encontrada na Alemanha, nos Estados Unidos, na Índia e no Marrocos. Sua composição química contém sulfeto de bário, que é muito utilizado no controle de radiações e por isso é utilizada em forma de argamassa em salas de radiologia, tomografia, etc., formando uma blindagem do ambiente.

Em forma de cristal, atua no ambiente absorvendo a radioatividade e efeitos de raios ultravioleta e de equipamentos eletrônicos, como celular e computadores, bem como de irradiações telúricas.

Excelente para casos de esgotamento, desintoxicação, intolerância ao frio e equilíbrio neuroquímico cerebral.

Pedra que auxilia o ser a delimitar seu espaço, defender suas convicções, libertar-se de amarras e a decretar a própria liberdade e autonomia.

BISMUTO

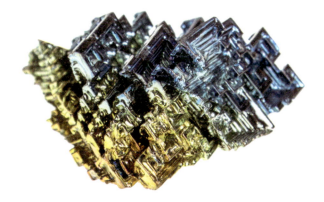

Encontrado principalmente no Peru, mas também no Canadá, Bolívia, Japão e México, o bismuto é um metal de símbolo Bi da Tabela Periódica, é frágil e quebradiço, considerado como uma pedra que representa a era de aquário.

O Cristal de bismuto é obtido aquecendo o mineral até o ponto de fusão e deixando que ele esfrie bem devagar.

É uma pedra de transmutação emocional, trazendo cura e energias positivas e amplificando as qualidades e os dons especiais.

Pedra que traz confiança, amenizando inseguranças de interação social; equilibra e alinha todos os chacras, sobretudo o coronário e o básico e é muito utilizada durante trabalhos xamânicos e de meditação.

Na saúde auxilia nos casos de alívio da má digestão (azia, náusea e hiperacidez) e melhora os sintomas da diarréia, esofagite de refluxo, gastrite e das úlceras de duodeno, pépticas e de estômago. Somente pode ser utilizado em elixir pelo método indireto.

BORNITA

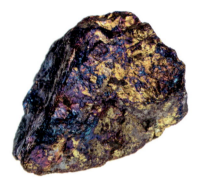

Encontrada principalmente no México e nos Estados Unidos, sua composição química contém sulfeto de cobre e de ferro. Sua cor é variável entre azul, verde, lilás, roxa, furta-cor e rosa, apresentando brilho metálico

Também conhecida como "pedra da felicidade", "pedra pavão" ou "pedra do arco-íris", a bornita é indicada para tratamento de todos os chacras, podendo ativar cada um individualmente ou em uníssono, já que contém em si todas as nuances de cor.

A combinação de ferro e cobre é altamente energética e revigorante e auxilia as pessoas a recuperarem o bom humor e a alegria de viver, dissolvendo a tristeza e a apatia. A bornita gera uma sensação de bem-estar, otimismo e confiança em dias melhores. É uma pedra indicada para proteger contra a negatividade que vem de fora e ajuda a reconhecer a origem dessa energia. Ótima para adolescentes e jovens que acumulam muitas atividades e apresentam sintomas de cansaço e de desânimo quando muito solicitados.

Pedra que alivia a tensão muscular e ativa os vasos sanguíneos, ajudando na absorção de potássio e também na melhora do metabolismo.

CALCITAS

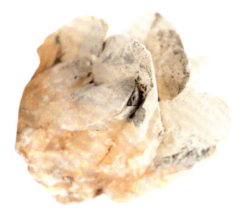

Encontradas em todo mundo, as calcitas podem ter as mais diferentes cores, dependendo de outros minerais que são agregados à estrutura básica do carbonato de cálcio, presente em todas as variações.

São pedras muito utilizadas em objetos de decoração de casas, pois, energeticamente, elas realizam limpeza do ambiente. Os árabes as utilizavam para atrair sorte, paz e felicidade.

As calcitas participam da composição do mármore, por essa razão, elas têm um quê de sagrado, já que o mármore está presente na grande maioria de templos e altares da antiguidade, assim como nos mais modernos também.

Todas as calcitas têm uma grande virtude, que é a presença marcante do cálcio. Com isso, elas têm papel relevante nos ossos, tecidos, articulações e músculos. É uma família de pedras muito indicada para pessoas da terceira idade que, em geral, apresentam déficit desse mineral.

CALCITA-ÓPTICA

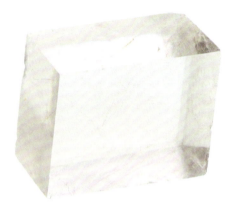

Uma pedra especial, que possui a capacidade de refração dupla da luz, gerando assim curiosas imagens duplicadas quando enxergamos através dela, muito utlizada por oraculistas com o objetivo de realizar previsões. Os vikings usavam essa pedra como instrumento de navegação, pois ela permitia saber exatamente onde o sol se localizava. É que a luz solar quando atravessa a pedra é polarizada e se torna detectável para os olhos de navegadores experientes, mostrando o eixo leste e oeste em dias nublados.

A calcita-óptica é uma pedra de grande beleza e de muito brilho, atua como um poderoso purificador de nossa aura e das energias no ambiente, sendo também capaz de dissipar tensões emocionais e energias estagnadas, e ainda acelerar o nosso desenvolvimento, abrindo a nossa percepção para ideias, pensamentos mais elevados e realidades paralelas, aumentando nossa inteligência emocional e nossa intuição. Muito boa para ser usada por quem trabalha com cura metafísica.

CALCITA-VERDE

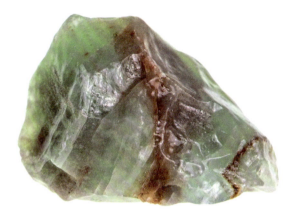

Excelente pedra para o Chacra Cardíaco, já que uma das funções do cálcio é atuar na musculatura do coração, além do fato desta pedra apresentar um suave tom de verde, que é a cor deste chacra.

A calcita-verde auxilia no tratamento de cardiopatias, nos problemas musculares, dos ossos, ligamentos e tendões (artrite, tendinite, reumatismo) e na cura de alergias ocorridas por fumaças tóxicas e produtos químicos.

É uma pedra que equilibra corpo e mente, auxiliando no desapego de experiências passadas, tornando a pessoa mais flexível aos padrões rígidos da mente. Pode ser usada para a liberação de padrões antigos, nos processos do "desvencilhar e nas transições, na libertação do passado e de coisas antigas, trazendo luz para a realidade que nos cerca. Desta forma, colabora com processos de adaptação a novas etapas da vida, mudanças, escolhas e decisões.

CALCITA-AZUL

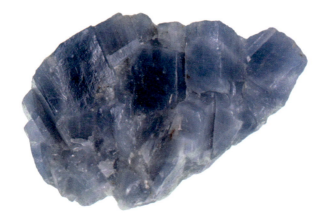

Como outras pedras de mesma tonalidade de azul, como a angelita e a celestita, por exemplo, a calcita-azul faz parte do grupo das esferas angelicais. Percebe-se que sua energia calmante atrai pensamentos puros, com leveza e tranquilidade.

Pedra que promove uma desintoxicação energética de todos nossos órgãos, fortalece os ossos, o sistema imunológico e auxilia a amenizar problemas da pele, além de nos proporcionar uma vibração relaxante, dissipando a preocupação e a tensão causadas pelos transtornos do dia a dia e dos momentos mais difíceis pelos quais passamos.

A calcita-azul é muito indicada para quarto de crianças e de adolescentes que, inclusive, encontram-se em fase de crescimento e serão beneficiados pelo teor de cálcio que esta pedra possui.

É uma pedra que auxilia no processo de expressão e comunicação. Segundo alguns estudiosos, ela é tida como a pedra que ajuda na interação entre pessoas que possuem pontos de vistas contrários, pois facilita a expressão das opiniões com serenidade e diplomacia.

CALCITA-LARANJA

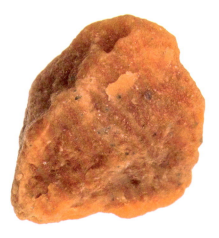

Indicada para o Chacra Sexual, a calcita-laranja é uma pedra muito estimulante, que transmite sensações de otimismo, espontaneidade e felicidade, além de fazer com que deixemos de lado o excesso de críticas, o pessimismo e a não aceitação de nós mesmos.

Com o auxílio da energia desta pedra, é possível tanto a aceitação de si mesmo como a dos outros, sem paradigmas, estereótipos ou preconceito de qualquer natureza.

É a pedra que reduz o ceticismo, promove flexibilidade, ajuda na adaptação de novas situações, na perseverança e estimula o espírito prático.

A calcita-laranja é excelente para oxigenação do sangue, trazendo benefícios para os órgãos sexuais e para os intestinos. Utilizada no pompoarismo, como *yoni eggs*, traz vitalidade e energia; ativa a libido e fortalece toda a estrutura óssea e articular da região do quadril e membros inferiores.

CELESTITA

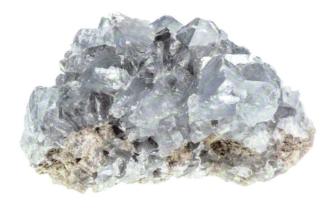

Encontrada no México, na Polônia, nos Estados Unidos e em Madagascar, a celestita é um mineral azul-claro tendo em sua composição química sulfato de estrôncio.

Seu nome é decorrente de sua cor, mas também é encontrada em outras cores como o vermelho, o verde ou até mesmo o amarelo.

Pedra que atua sobre o Chacra Laríngeo, purificando, trazendo clareza, calma e entendimento. Tem uma sintonia com a energia angelical, favorecendo a interação com os planos superiores, a compreensão e o discernimento das mensagens recebidas.

A celestita pode ser utilizada com funções muito próximas da água-marinha. Elimina toxinas, fortalece o sistema digestivo e regula problemas da tiroide, além de favorecer o sono dos bebês, pois tem efeito relaxante e calmante.

Não se recomenda expô-la diretamente a luz solar por muito tempo, pois pode perder a cor.

CHAROITA

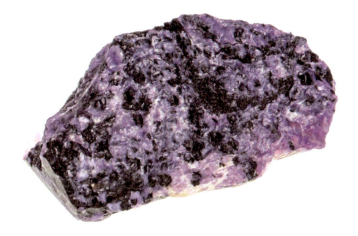

Originária da Sibéria e do deserto de Chara, sua composição química contém silicato de fósforo, cálcio e sódio. Pedra revitalizante do organismo, já que possui importantes minerais em sua composição.

A charoita regula a pressão arterial, atua na estrutura óssea e muscular, além de agir nos órgãos do sistema digestivo, principalmente no fígado.

Sua atuação no campo áurico é muito importante, já que auxilia a estabelecer a conexão com os planos astrais mais elevados, fortalecendo os sentimentos de altruísmo e compaixão. A charoita atua nos chacras superiores, transmuta a energia e proporciona um sono profundo e reparador.

CIANITA-AZUL
(Espada de São Miguel Arcanjo)

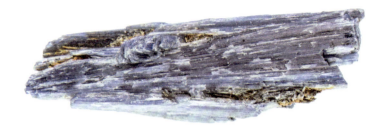

Encontrada principalmente no Brasil, nos Estados Unidos, na Áustria e na Suíça, sua composição química contém silicato de alumínio, com traços de titânio. Sua cor é o azul-esbranquiçado, apresentando filamentos chatos e estriados, que lhe confere grande potência eletromagnética, além de energia elétrica de alta frequência.

Utilizada principalmente nos chacras Laríngeo e Frontal. Sua ressonância leve e acelerada ativa os chacras superiores e permite entrar mais rapidamente na meditação profunda, ajudando a desenvolver a intuição e a percepção.

Muito usada para favorecer a comunicação mental com os seres angelicais (em especial com o Arcanjo Miguel), a cianita-azul atua energeticamente na proteção e na purificação espiritual, funcionando como uma espada para cortar cordões energéticos negativos e eliminar padrões de energia ruins do ambiente ou da pessoa que a toca. Esta pedra possui uma energia tão intensa, que seus efeitos são visíveis quase que de imediato. No físico, atua como um agente importante contra a pressão alta (que na metafísica nada mais é do que a pessoa se pressionando a dar resultados). Também auxilia nas inflamações dos nervos como bursite, tendinite, nervo ciático, acalma, traz sensação de segurança, alivia dores em geral protege contra pesadelos. A proteção desta pedra é infinita.

CIANITA-PRETA (Vassoura de Bruxa)

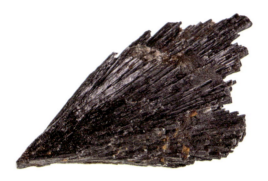

Na composição química da cianita-preta contém silicato de alumínio com traços de grafite. Sua cor é preta e opaca.

Esta pedra possui grande poder de limpeza energética da aura e de ambientes, similar a turmalina-preta e é muito utilizada por algumas benzedeiras para afastar problemas espirituais e ou físicos de pessoas e ambientes.

Limpeza da aura: pegue a cianita, e passe pelo corpo todo como se estivesse realizando uma "varredura". Imagine toda a energia negativa se dissipando e indo embora. Use a sua intuição e passe quantas vezes julgar necessário, em que parte do corpo desejar. Você também pode misturar sal grosso com um copo de água e respingar com a cianita, como se estivesse benzendo o próprio corpo ou o de outra pessoa.

Limpeza da casa: após a limpeza normal da casa, pegue um copo de água e misture uma colher de sal grosso. Ande pela casa com o copo na mão e a cianita na outra. Molhando levemente a ponta da pedra na água, faça movimentos como se estivesse benzendo a casa, salpicando os cantos das paredes e a porta de entrada, deixando a água respingar aos poucos. Ao terminar, deixe o copo com o que sobrou da água atrás da porta principal até o dia seguinte.

CIANITA-VERDE

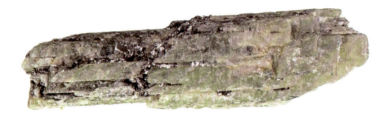

Encontrada principalmente no Brasil, nos Estados Unidos, na Áustria, na Suíça, no Quênia e em Mianmar, sua composição química contém silicato de alumínio com traços de vanádio. Sua cor é verde, com estrias, podendo apresentar pigmentação preta.

Seus longos cristais filiformes amplificam e conduzem as energias elétricas de alta frequência, com isso elimina a energia negativa e corta as ondas de baixa frequência. Além disso, essa formatação torna a cianita-verde uma pedra autolimpante.

Excelente para meditação e cura, esta pedra estabelece conexão com o Arcanjo Rafael e auxilia nos sintomas provocados pela ansiedade, estresse e depressão. Também é benéfica para problemas de pressão arterial. A presença do vanádio nesta pedra é especialmente benéfica para regulação do colesterol e o bom funcionamento do pâncreas.

A cianita-verde intensifica o potencial mediúnico de pessoas que trabalham com cura. Sua atuação promove o desenvolvimento da intuição e da sabedoria, auxiliando a discernir a verdade em qualquer circunstância, seja da nossa verdade interior, seja daquela que nos cerca e está intimamente ligada às forças da natureza.

CITRINO

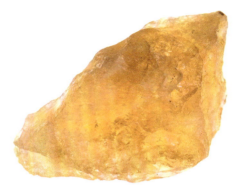

Encontrado principalmente no Brasil, na Rússia, na França, em Madagáscar, na Grã-Bretanha e nos Estados Unidos, sua composição química contém dióxido de silício com presença de ferro e sua cor é o amarelo-claro, podendo chegar ao pardo-dourado.

O citrino traz a luz e o calor do Sol, atuando principalmente no Plexo Solar, além de ser um forte equilibrador emocional, dissipando tensões e removendo bloqueios. Traz otimismo, confiança, eleva a autoestima, a vitalidade, a alegria e o poder de argumentação com firmeza e assertividade. Dissipa medos, tensão, depressão, atitudes autodestrutivas e tendência ao suicídio. Usado em casos de gastrites, úlceras, prisão de ventre e quadros de anemia, é também um desinfetante do organismo e fortalece o metabolismo. Considerada uma das pedras que atrai prosperidade, sorte e fortuna e ainda tem o poder de rejuvenescer o físico e eliminar formas tóxicas de pensamento.

COBALTO CALCITA

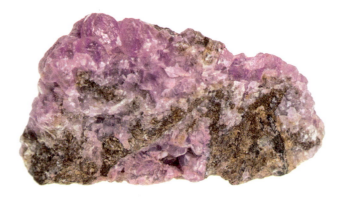

Encontrada no Marrocos, esta variação de calcita contém cobalto em sua composição química, o que deu origem ao nome da pedra.

A presença deste mineral a torna especialmente energética e revigorante, sendo excelente no combate da anemia, além de atuar no desgaste celular e na produção de células novas, principalmente na medula óssea.

É uma pedra que estabelece relação direta entre a emoção e a razão, sentimento e intelecto, sonho e praticidade, de uma forma suave e sem traumas.

O cobalto calcita ajuda a desenvolver a autoestima e a segurança, cura bloqueios e mágoas e dissolve o sentimento de solidão.

CORNALINA

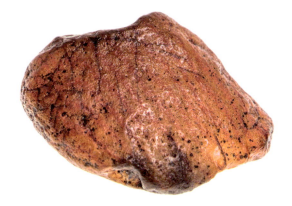

Encontrada em todo mundo, sua composição química contém dióxido de silício e várias outras inclusões, destacando-se o ferro. Sua cor vai do laranja ao vermelho acastanhado e é translúcida. Atua no Chacra Sexual, ativando e energizando. Deve ser usada em casos de infertilidade, impotência, distúrbios dos órgãos sexuais e reprodutores. Estimula os impulsos sexuais e fortalece a saúde em geral.

Sua energia promove ação, movimento, eloquência e coragem, mantendo o corpo físico bem desperto e ativo, inspirando sensação de bem-estar e de pertencer à Terra. Recomenda-se seu uso para pessoas distraídas, confusas e desconcentradas e aumenta o sentido prático e realizador. Deve ser usada pelos tímidos para aumentar sua coragem.

CRISOCOLA

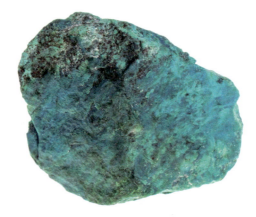

Encontrada principalmente no Chile, na Rússia, no Estados Unidos e no Zaire, sua composição química contém silicato de cobre hidratado e sua cor é verde-azulada, tendendo ao opaco.

Seu principal elemento químico é o cobre, que possui funções importantes dentro do nosso corpo, pois auxilia na absorção do ferro, na síntese da hemoglobina e na absorção da vitamina C.

A crisocola atua no sistema nervoso central e estimula o sistema imunológico. É anti-infeccioso e anti-inflamatório, regula os ciclos femininos, amenizando os sintomas da TPM e da menopausa e é um excelente regulador hormonal. Auxilia no equilíbrio da pressão arterial, alivia úlceras e pode ser empregada como pedra de resfriamento para baixar febres.

Pedra que alivia a dor da tristeza, a raiva, a ansiedade, o estresse, a culpa, a tensão nervosa e o medo do sobrenatural, substituindo tais sentimentos por compreensão e perdão. Proporciona paz à mente e ao coração, faz a limpeza do subconsciente e desenvolve o equilíbrio emocional e a maturidade.

CRISOPRÁSIO

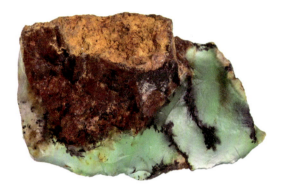

Encontrado na Índia, no Brasil, na Rússia, na África do Sul, em Madagascar e nos Estados Unidos, sua composição química contém a presença de níquel e dióxido de silício. Sua cor é verde-maçã, indo do opaco ao translúcido.

Esta pedra é utilizada desde tempos remotos. Na China, ela é utilizada para equilibrar o Yin e Yang, no Egito, para eliminar efeitos de magia negra e para processos de cura, e na Grécia, para trazer o bom humor e afastar a depressão.

O crisoprásio atua principalmente no Chacra Cardíaco. Traz calma e serenidade, "esfriando" as emoções e reduzindo a produção de adrenalina pela suprarrenal. Desta forma, proporciona capacidade de amar a si próprio e de ter coragem para assumir suas qualidades e defeitos, sem que esse reconhecer se transforme em sentimentos de superioridade ou inferioridade.

Pode ser usado também para promover relaxamento e distensão muscular, principalmente nas áreas dos ombros e do pescoço, além de auxiliar na assimilação da vitamina C, melhorando estados de fraqueza, combatendo o endurecimento das artérias e agindo como analgésico em dores causadas pela artrite.

ENXOFRE

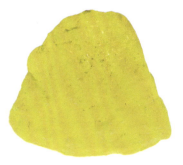

Encontrado principalmente no México, na Bolívia, nos Estados Unidos, na Índia e no Japão, sua cor vai do amarelo-claro para o opaco e o translúcido.

O enxofre trabalha no Plexo Solar, sua principal função é a de eliminação, por isso mesmo é muito benéfico para o sistema digestivo, auxiliando os órgãos de filtragem e excretores (fígado, rins, vesícula, baço, pâncreas, bexiga e intestinos). Nas civilizações antigas era comum queimar o enxofre para afastar demônios e maus espíritos e para proteger as habitações contra energias negativas, além disso, seu pó era misturado a banha e utilizado para curar feridas infeccionadas, por atuar como um antibiótico. Utilizado na magia, isola as energias negativas quando colocado nos quatro pontos cardeais. Também é excelente para pôr no banheiro, limpando energias telúricas, higienizando e purificando. Não deve ser colocado em água, pois se dissolve muito facilmente e é tóxico para o organismo. Para limpá-lo energeticamente, o método mais efetivo é o uso da selenita. Seu uso no Plexo Solar ajuda a eliminar sentimentos de raiva, depressão, irritabilidade e egoísmo, além de aumentar a força de vontade e o poder de argumentação.

ESMERALDA

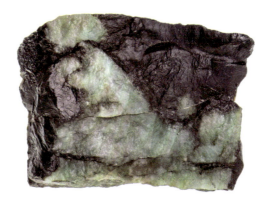

Encontrada principalmente na Colômbia, no Brasil e no Afeganistão, a esmeralda tem em sua composição química silicato de berílio, alumínio e cromo, com traços de lítio, sódio e potássio. Sua cor é verde indo do opaco ao translúcido.

Pedra que tem forte ligação à egrégora de cura, pois age direta e integralmente no ser. Atua no Chacra Cardíaco e é grande especialista nas cardiopatias, curas diversas e fortalecimento do sistema imunológico, além de ajudar a revitalizar o corpo físico e a normalizar a pressão arterial.

A esmeralda é indicada para funções cerebrais e emocionais, já que apresenta lítio e alumínio que, além de antidepressivos, atuam nas atividades cognitivas. A pedra foi usada por diversas civilizações, como os incas e os astecas, para ampliar as capacidades psíquicas.

Cleópatra a utilizava como elixir da juventude e da beleza. Sua energia está relacionada à prosperidade e à maturidade e traz equilíbrio emocional e mental, harmonia e habilidade de expressão.

FLUORITA

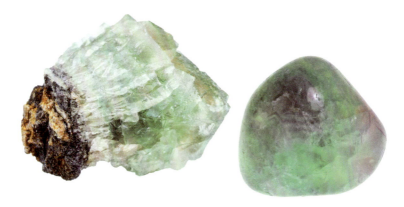

Encontrada principalmente nos Estados Unidos, no Brasil, na Inglaterra e na Alemanha, sua composição química contém fluoreto de cálcio. Sua cor varia do incolor ao violeta (o violeta é o mais comum) e é um mineral transparente ou translúcido.

Por ser à base de flúor e cálcio, é excelente para todos os problemas ligados aos ossos, dentes, células, além de interferir de forma positiva na estrutura do DNA. Problemas relacionados a osteoporose, artrose, fraturas, artrite, reumatismo, são beneficiados com a fluorita. Sua variação de cores é decorrente da presença de outros minerais e da fluorita, possibilitando uma ação positiva no controle mental, maior concentração e a assimilação de informações.

A fluorita auxilia na meditação e no relaxamento, atua nos problemas espirituais e o no despertar espiritual e trabalha com o consciente, sendo útil para colocar pensamentos em ordem. Pedra que reduz o envolvimento emocional em situações em que se quer ganhar uma perspectiva mais acurada e objetiva e fortalece a intuição.

FUCHSITA-VERDE

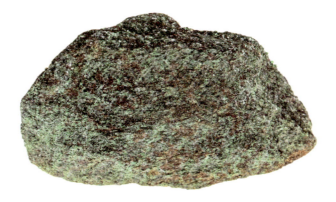

Encontrada principalmente na Áustria, na Itália, na Rússia e no Brasil, sua composição química contém dióxido de silício com potássio, cromo, alumínio e flúor. Sua cor é verde, porosa e cintilante.

A fuchsita-verde é um grande neutralizador das emoções nocivas, como ansiedade, raiva, medo e ressentimento, por exemplo. Reduz a antipatia "gratuita" que certas pessoas nos causam, auxiliando na convivência. Ajuda nosso íntimo a identificar as verdadeiras razões dessa situação, promovendo, assim, nosso crescimento como pessoa. Aumenta a flexibilidade, a tolerância e a paciência.

Esta pedra forma um campo de força que protege a pessoa de sentimentos, influências ou pensamentos negativos, que não são próprios da pessoa.

O potássio, o cromo e o alumínio fortalecem a musculatura, inclusive do intestino e do coração, aceleram o metabolismo e favorecem o equilíbrio do sistema nervoso.

FUCHSITA-ROSA

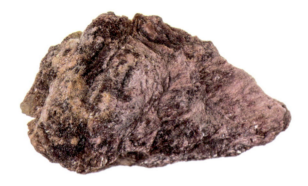

Encontrada principalmente na Áustria, na Itália, na Rússia e no Brasil, sua composição química contém dióxido de silício com potássio, cromo, alumínio e presença de manganês. Sua cor é rosa, opaca e porosa.

Sua composição traz muitos benefícios, já que o alumínio tem uma ação antiestresse, regulando o sistema nervoso e os processos cognitivos. O cromo, por sua vez, regula o metabolismo, a produção de hormônios e o açúcar no sangue. Já o potássio atua em toda a musculatura, principalmente no coração, além de fortalecer o sistema imunológico.

Desta forma, temos uma pedra com forte atuação na regulação das emoções e dos sentimentos dissonantes, como raiva, tristeza, apatia, crises de ansiedade, etc.

Sua grande atuação se encontra no Chacra Cardíaco, com um forte estímulo ao equilíbrio das emoções e dos sentimentos, que promove a energia do amor e da paz no ambiente.

Alguns metafísicos relatam que esta pedra auxilia na aceitação do outro, mesmo daquelas pessoas pelas quais se nutre sentimentos de antipatia de forma gratuita.

A fuchsita-rosa é recomendada aos terapeutas holísticos, pois é capaz de canalizar informações sobre ervas e remédios a serem indicados.

GALENA

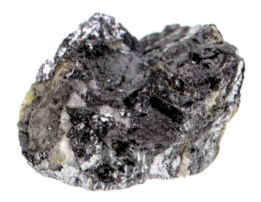

Encontrada principalmente nos Estados Unidos, na Rússia, na Grã-Bretanha, no Peru e no México, sua cor é o lilás, com tons acinzentados, indo para o metálico. Em sua composição básica contém sulfeto de chumbo.

Trata-se de um metal tóxico, sua utilização requer cautela. Não pode ser colocado na água como elixir, inclusive para o manuseio é preciso ter cuidado.

A galena possui um campo energético que absorve as radiações emitidas por eletrônicos e poluições eletromagnéticas.

É uma pedra que ativa a hemoglobina, trazendo benefícios para as artérias e melhorando a circulação, a disposição e trazendo fortalecimento para o ego. Auxilia no combate a estados depressivos, traz força e coragem nos processos de se desvencilhar de problemas em todos os níveis, inclusive naqueles que envolvem dependência química.

Existe a prática que associa a utilização desta pedra por médicos, homeopatas e herbalistas, quando desejam encontrar a melhor forma de tratar síndromes, já que esta incentiva o espírito científico, favorecendo a expansão das ideias.

GRANADA

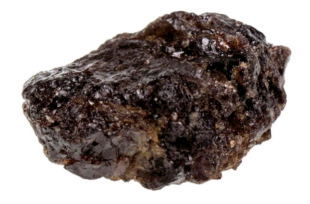

Encontrada no Brasil, na Checoslováquia, na Austrália, na África do Sul, no Sri Lanka e em Madagascar, sua composição química pode variar, sendo encontrado silicato de ferro e alumínio (variedade almandina) ou silicato de alumínio e manganês (variedade espessartita). Também pode conter titânio e cromo em sua composição. Sua cor é o vermelho-escuro, podendo ir do opaco ao translúcido.

Trata-se de uma pedra altamente energética e estimulante, fortalecendo o corpo físico e o campo energético. Estimula a coragem, ajudando na libertação de condicionamentos mentais negativos ou autossabotadores, combatendo a depressão. Auxilia a pessoa a encontrar soluções nas situações mais adversas. Reduz a inibição e fortalece o ego, favorecendo a capacidade de expressão e espontaneidade.

Seu uso é recomendado durante sangramentos, hemorragias e para todas as doenças relacionadas com sangue. Revigora o sistema sanguíneo e o coração. Intensifica a vontade de se curar e atua aumentando a libido e a potência sexual, além de estimular a imaginação e proteger contra pesadelos.

HALITA

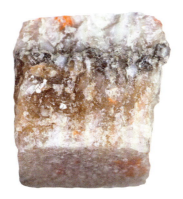

Encontrada principalmente na Sibéria, na Alemanha e na Polônia, a halita é um sal de rocha, tendo como composto químico o cloreto de sódio, contendo traços de iodo, bromo, ferro, flúor e silício e é encontrado nas cores esbranquiçadas, laranja, rosa e verde.

O nome dessa pedra vem do grego halos, que significa sal. Este mineral começou ser utilizado pela humanidade desde a Idade do Bronze. Em Roma ela era chamada de salus, o termo "salário" deriva do pagamento que os soldados romanos recebiam, que era as porções de sal.

Largamente utilizado por esotéricos, o sal é recomendado para a limpeza da aura, ou seja, o campo de luz que envolve o corpo humano. Quando a aura está saturada, o sal é o único composto que a recompõe rapidamente.

A halita é um talismã poderoso contra maus espíritos, bruxaria, males e demandas. Segundo se acredita, essa pedra pode ser usada como um talismã que facilita a atrair amor, sorte e simpatia pelas pessoas ao seu redor, além de purificar o espaço negativo da mente e trazer uma boa aventurança e sucesso.

HEMATITA

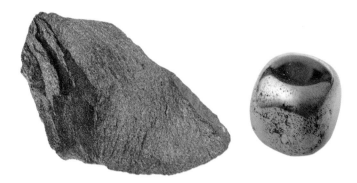

Encontrada em quase todo o mundo, principalmente no Brasil, na Inglaterra, na Alemanha e nos Estados Unidos, sua composição é óxido de ferro e sua cor é cinza e opaca.

Derivado do grego *hemathos* (sangue), sua composição, que contém oxigênio e ferro, trabalha tanto no corpo físico quanto no etéreo. Os guerreiros romanos usavam a hematita para proteção durante as batalhas com o intuito de garantir a sobrevivência.

A hematita é um mineral que trabalha a metamorfose, incorporando elementos espirituais na forma física, traz cura e favorece a racionalização e a praticidade.

É uma pedra de ancoramento. Durante sessões de energização com cristais, deve-se sempre colocar hematitas nas mãos, para que a energia recebida possa ancorar no corpo físico.

A pedra também fortalece a autoestima e o instinto de sobrevivência, tem efeito direto sobre o sangue e sua circulação no corpo humano e, devido à sua capacidade de atuar na oxigenação e na purificação do sangue, auxilia em tratamentos de doenças como anemia e diabete, além de ajudar nos processos de coagulação, cicatrização e no controle de perda de sangue. Para auxiliar no alinhamento da coluna vertebral, coloca-se uma pedra na cervical e outra no sacro.

HIDENITA

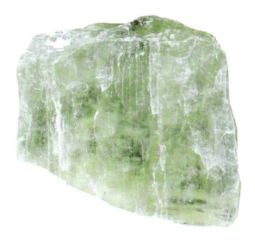

Encontrada nos Estados Unidos, no Afeganistão, no Brasil e em Madagascar, a hidenita possui cor esverdeada e contém em sua composição silicato de alumínio, lítio e cromo. Seu nome foi dado em homenagem a seu descobridor, o colecionador de pedras americano William Earl Hidden (*Hiddenite*, em inglês).

A combinação do lítio e alumínio é importante para todo o equilíbrio do sistema nervoso e emocional, auxiliando em casos de depressão, fobias, estresse e outros distúrbios mentais e psicossomáticos. A participação do cromo é benéfica para o equilíbrio dos hormônios, tornando esta pedra ainda mais potente.

A hidenita traz calma, equilíbrio, serenidade e confiança.

HOWLITA

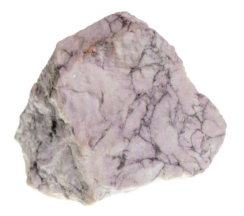

Encontrado principalmente na África, na China, no México e nos Estados Unidos, sua composição química contém borossilicato hidratado de cálcio. Em função do cálcio presente em sua composição, fortalece dentes, a estrutura óssea e combate doenças degenerativas como osteoporose e osteopenia, além de atuar em todos os tecidos moles e ter efeito diurético, reduzindo edemas.

Acredita-se que a howlita possui a força para enfrentar os desafios da vida, tendo forte conexão com a natureza, estabelecendo vínculo entre tudo que existe no Planeta, e ainda possui efeito calmante, muito utilizada no combate a insônia, sendo indica para ser colocada sob o travesseiro.

Sua energia também auxilia no estabelecimento de metas, sejam espirituais, sejam materiais, fortalecendo a resiliência e a compreensão entre as pessoas, diluindo ideias preconcebidas e ampliando o respeito mútuo.

JADE

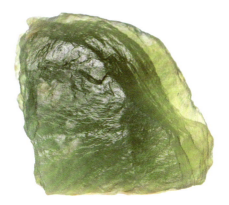

Encontrada principalmente na Birmânia, na China, no Japão, no México e na Guatemala, sua composição química contém silicato de alumínio e sódio. O jade é um mineral verde, que vai do transparente ao opaco. Considerada uma potente pedra de cura desde tempos imemoriais, além de fortalecer o sistema imunológico.

Chamada pelos espanhóis de *piedra ijada* – pedra da cólica – tem atuação especial nos rins e em cálculos renais. Atua também na suprarrenal, na eliminação de toxinas e na regulação de fluídos corporais.

O jade liberta pensamentos negativos, acalma a mente, equilibra o sistema nervoso, traz paz interior e proteção. Equilibra o físico e o mental. Gera amor divino ou incondicional. É uma pedra associada com as virtudes da coragem, justiça, misericórdia, modéstia e sabedoria. Oferece proteção, atrai sorte, amizade e harmoniza as relações. É a pedra favorita dos chineses, sendo conhecida como a "Pedra do Imperador" e é usada para atrair riqueza, prosperidade, sabedoria e longevidade.

JASPE-MARROM ou JASPE-VERMELHO

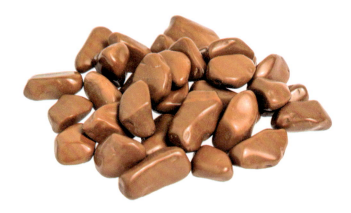

Encontrada principalmente no Brasil, na África do Sul, na Índia, na Austrália e em Madagascar, sua composição química contém dióxido de silício com traços de ferro, manganês, enxofre e magnésio. Sua cor é o vermelho, vermelho-escuro, tendendo ao opaco.

O jaspe era muito valioso na antiguidade, os judeus acreditam que essa foi a primeira pedra fundamental da nova Jerusalém.

A pedra possui grande quantidade de ferro, por isso mesmo atua no sangue e na circulação, aumentando a produção de hemoglobina, fortalecendo o sistema imunológico, favorecendo a cicatrização e compensando hemorragias. Harmoniza o sistema nervoso e atua em problemas do fígado, estomago e baço. Também auxilia nas varizes e nas hemorroidas; equilibra as energias *yin* e *yang*; elimina a negatividade; auxilia no processo de maior aceitação do corpo físico e da sexualidade; absorve as energias vindas de outras pessoas, trazendo um alto grau de harmonia interior, e reduz sentimentos de vitimização.

JASPE-MOKAITE

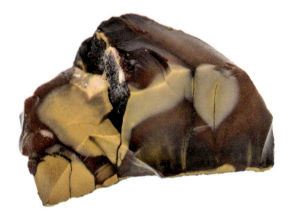

Muito encontrada na Australia, o jaspe-mokaite pode ser chamado também de jaspe-australiano. *Mooka* significa "água corrente", sua composição química contém dióxido de silício hidratado com traços de ferro.

Pedra que estimula o desejo de mudança e novas experiências; traz paz interior e sede de aventura; promove a mobilidade e a flexibilidade; ajuda a identificar a melhor solução diante de diversas possibilidades, encontrando a mais indicada; traz gosto por novas experiências e coragem para tomar decisões difíceis; intensifica a criatividade na busca de soluções e alternativas para os problemas que se apresentem.

Também tem sido utilizada como pedra de cura que irradia energia.

JASPE-NORINA

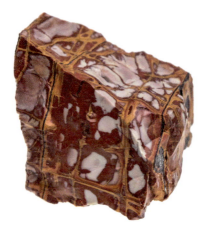

Encontrada principalmente no Brasil, na África do Sul, na Índia, na Austrália e em Madagascar, sua composição química contém dióxido de silício com traços de ferro, manganês, enxofre e magnésio. Sua cor é o vermelho e o vermelho-escuro, tendendo ao opaco.

Esta é uma pedra revigorante e, como todas as pedras que possuem ferro na sua composição, devemos lembrar que este mineral é o mais indicado para combater estados de anemia prostração, sonolência e letargia.

Observa-se que esta pedra atua como um verdadeiro tônico, aumentando a oxigenação do sangue, o tônus vital e a disposição, além de trazer sentimentos mais positivos e espírito forte e seguro para agir nas situações da vida.

Por sua ligação com a Terra, o jaspe-norina promove conexão com a natureza, mas também auxilia nos processos de meditação, pois elimina e aterra as energias negativas que nos esgotam.

O jaspe-norina proporciona a compreensão da espiritualidade sem perder o senso de realidade.

JASPE-SANGUÍNEO (Heliotrópio)

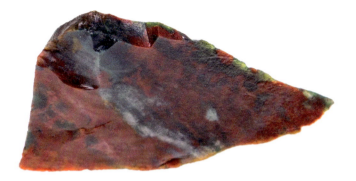

Encontrado principalmente no Brasil, na África do Sul, na Índia, na Austrália e em Madagascar, sua composição química contém dióxido de silício com traços de ferro, manganês, enxofre e magnésio. Sua cor é verde-escura, com pontos vermelhos, tendendo à opacidade.

Diz a lenda que esta pedra se formou quando Jesus foi crucificado e seu sangue caiu sobre uma pedra de jaspe que estava a seus pés. Por ser considerada sagrada, a essa pedra é atribuído grande poder de cura, em especial para o coração e o sangue.

O jaspe-sanguíneo atua nas deficiências de ferro, no fluxo sanguíneo, reforça o sistema imunológico, revigora o organismo, desintoxica o fígado e atenua varizes e hemorroidas. Também é indicada para quem sente muito frio, acalma temores, elimina raiva, atrai prosperidade e traz força e coragem.

Mineral excelente para proteção, conhecido como a pedra dos xamãs, por transformar negatividade, equilibrar as energias *yin* e *yang* e ser um facilitador seguro no trabalho astral.

KUNZITA

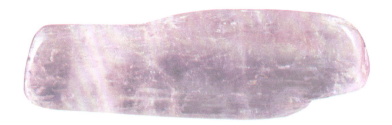

Encontrada principalmente em Madagascar, no Brasil, nos Estados Unidos e na Birmânia, sua cor varia do rosa-claro ao rosa-violeta e é translúcida, tendo este nome em homenagem ao americano G. E. Kunz, que analisou esta pedra pela primeira vez em 1902.

Sua composição química contém silicato de alumínio e lítio, com traços de manganês, que lhe confere a cor rósea. O lítio é utilizado como antidepressivo, interferindo no Sistema Nervoso Central como estabilizador do humor. Esta ação é a maior virtude da kunzita, que a torna indicada nos estados emocionais e mentais perturbados, como em casos de depressão, manias, fobias, transtornos obsessivos, compulsivos, crises de pânico, etc.

Pedra que tem ação no campo eletromagnético emitido por eletrônicos como celulares, tvs, computadores, etc. Sua ação no equilíbrio do Chacra Cardíaco é muito interessante, pois auxilia a expressão do amor sem paixões exacerbadas.

A kunzita pode ser utilizada como pingente, na altura do coração, desta forma será possível manter sentimentos de maior alegria, com equilíbrio e amor.

É uma poderosa pedra para o equilíbrio pessoal, muito útil em momentos de meditação.

LABRADORITA

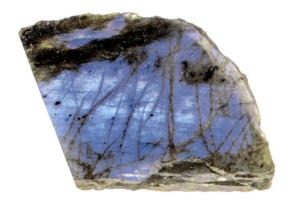

Encontrada principalmente no Canadá, em Madagascar, no México, na Rússia, na Finlândia e nos Estados Unidos, sua composição química contém silicato de alumínio, cálcio e sódio. Sua cor é cinza-escura, apresentando um jogo de cores em tons metálicos brilhantes, frequentemente azuis e verdes.

Muito utilizada pelos xamãs, para proteção e eliminação de energias negativas de todas as espécies, a labradorita é também utilizada em processos de cura e de adivinhação; atua no Chacra Frontal, estimulando a visualização e a imaginação e facilita a transformação das sensações em pensamento, trazendo para o consciente as informações guardadas no subconsciente. Em função da presença do alumínio, cálcio e sódio, favorece os processos cognitivos e todas as formas de pensamento, inclusive a intuição.

Essa pedra tem uma sintonia muito forte com a estrela Sirius, as pessoas que se sentem atraídas pela labradorita geralmente têm algum relacionamento com aquele sistema estelar.

LÁPIS-LAZÚLI

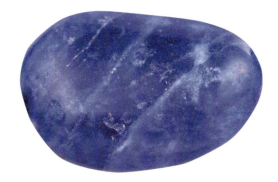

Encontrada principalmente no Chile e no Afeganistão, por ser uma rocha, não possui uma composição química precisa. Seu componente principal é a lazurita (25% 40%) e silicatos do grupo dos fedspatoides, com composição química contendo silicato de alumínio, com cálcio, sódio e cloro. Grande parte do lápis-lazúli contém também traços de sodalita, pirita e calcita. Sua cor azul-anil possui inclusões douradas, cinzas ou prateadas.

Pedra de egrégora egípcia, nomeada de chesbet, item importante na lista de tributos a serem pagos ao Egito pelos países sob sua influência. Frequentemente participava da lista de presentes enviados pela Babilônia, onde era considerada como pedra sagrada.

Na Babilônia, encontram-se as mais antigas minas do mundo, mineradas desde o ano 4000 a.C., até os dias atuais. No Egito antigo a pedra era moída e colocada nos olhos dos faraós que faleciam, para que eles pudessem enxergar as portas de entrada para a outra vida. Segundo a Bíblia, essa é a pedra com a qual foi confeccionado o Trono de Deus.

A lápis-lazúli atua nos chacras Frontal e Laríngeo. Tem função de atuar no equilíbrio da tireoide, na musculatura dos ombros e do pescoço e na coluna vertebral. Acalma a mente, desenvolve a intuição, os processos de comunicação e a sabedoria. Atua na concentração, na memória e em todos os processos cognitivos. Ajuda a combater a insônia, acalma o sistema nervoso e favorece a intuição e a percepção do outro.

É a pedra dos psicólogos, usada na contemplação e na meditação. Ajuda a desenvolver a estabilidade e o poder da mente, que possibilitam a atuação da força espiritual. Como pedra de proteção, repele energias negativas, devolvendo-as ao seu emissor.

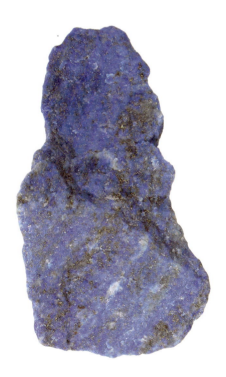

LARIMAR

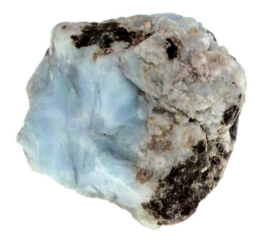

Encontrada principalmente na República Dominicana, sua composição química contém silicato de sódio e cálcio hidratado. Sua cor é azul-celeste, apresentando traços brancos, às vezes, avermelhados ou pretos.

A larimar transmite a tranquilidade pacífica dos mares do Caribe. Esta pedra é extremamente útil, pois favorece a calma do coração e a paz da mente, integrando o amor emanado com o pensamento positivo. Apresenta as qualidades da água e do ar, favorecendo maior equilíbrio, diminuição das tensões e uma comunicação serena, compreensiva e eficiente entre as pessoas.

Diz a lenda que aquele que possuir a larimar, terá maior ligação e compreensão da linguagem dos golfinhos, com uma inteligência pura e intuitiva, simples e inocente. É uma pedra que traz alegria, bem-estar e desperta nossos sentimentos mais puros. Dizem que as piscinas e as fontes de Atlântida eram revestidas com esta pedra e, por isso, ela também é conhecida como mármore de Atlântida.

LEPIDOLITA

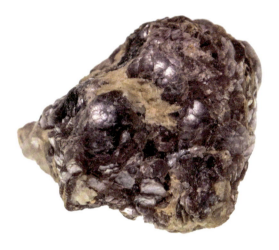

Encontrada no Brasil, na Rússia, na Califórnia e nos Estados Unidos, sua composição química contém silicato de alumínio hidratado com flúor, lítio e potássio. Sua coloração fica ente o rosa e o violeta, promovendo equilíbrio entre a mente e o coração, como se reunisse as energias da ametista e do quartzo-rosa.

Esta pedra faz parte do grupo de micas e tem um papel muito importante para a eliminação de campos energéticos residuais, emitidos por celulares, computadores e outros eletrônicos.

A lepidolita possui uma funcionalidade semelhante à da kunzita, já que possui muitos componentes em comum, atuando como antidepressivo, no alívio do estresse e do desânimo e libera sentimentos depressivos e negativos, promovendo a aceitação da realidade e de angustias.

Excelente para circulação e para proteção do músculo cardíaco em função da presença do potássio.

MALAQUITA

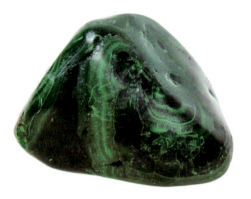

Encontrado principalmente no Zaire, na Namíbia, nos Estados Unidos, na Rússia, na Austrália, em Israel e no Chile, sua composição é carbonato básico de cobre, com presença de carbonato de cromo, zinco e cálcio. Sua cor vai de verde-clara à verde-escura, tendo geralmente traços de diversas tonalidades de verde, que formam desenhos em sua superfície e é opaca.

Na Itália, era utilizada na proteção das crianças e para afastar o mau-olhado, os maus espíritos e garantir um sono tranquilo. Os faraós do Egito usavam a malaquita em suas coroas para favorecer qualidades como o senso de justiça e o equilíbrio nas decisões. Cleópatra utilizava o pó como cosmético, que até hoje é utilizado como sombra para os olhos.

A malaquita tem fortes poderes curativos e atua na desintoxicação do organismo, eliminando impurezas, energias negativas, além de campos eletromagnéticos nocivos.

É tida como uma pedra que é capaz de eliminar a dor. Quando for utilizada para essa finalidade, deve ser limpa pelo processo de selenita e energizada ao sol.

Colocada sobre o Plexo Solar, libera a tensão do diafragma e ajuda a restaurar a respiração profunda e plena.

Pedra que atua no funcionamento de todo o aparelho digestivo e no tratamento e na prevenção de qualquer tipo de câncer; trabalha para revelar nossos medos mais profundos sobre mudanças e crescimento; auxilia a reconhecer e a utilizar nossos próprios poderes e favorece a abundância, a prosperidade e a manifestação de nossos desejos.

A malaquita é usada em interferência de computadores e televisores, absorvendo a radiação emitida e protegendo seus usuários. Para efeito de proteção contra acidentes de locomoção, deve ser sempre carregada dentro de automóveis, aviões e outros veículos.

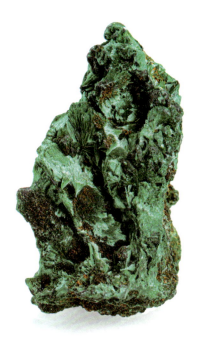

MERLINITA

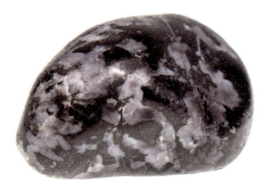

Também chamada de "Pedra de Merlin" ou "Pedra do Mago", a merlinita é encontrada no Novo México, podendo apresentar-se nas cores preta ou branca. Sua composição química contém dióxido de silício e óxido de manganês.

A presença do manganês propicia calma, equilíbrio da glicose, bem-estar e um funcionamento adequado dos neurotransmissores.

Seu nome provém de uma forte ligação que esta pedra possui com a magia, remete à Idade Média, à corte do Rei Arthur, aos Cavaleiros da Távola Redonda e ao Mago Merlin.

A merlinita é muito utilizada por aqueles que estão envolvidos em práticas mágicas, xamânicas, alquímicas, em viagens astrais e em rituais.

É considerada uma pedra que facilita visões psíquicas e processos criativos, mas que ao mesmo tempo enraíza o ser para que não se perca a objetividade.

MORGANITA

Encontrada principalmente no Brasil, na Tailândia, na África, nos Estados Unidos e em Madagascar, a morganita recebeu esse nome inspirado em J. P. Morgan, um colecionador apaixonado por essa pedra, dono do maior exemplar já encontrado.

Pedra da família das esmeraldas, contém em sua composição química o berilo, dióxido de silício, manganês e alumínio, sendo detentora de uma coloração rosa muito suave, combinação que confere a esta pedra o poder de atuar no sistema nervoso propiciando calma, tranquilidade e serenidade.

Usada desde a antiguidade como pedra mágica ligada ao Sagrado Feminino, é uma pedra que faz aflorar a intuição e a sensibilidade e reduz angustias, quadros de ansiedade e inquietação.

A morganita é indicada para momentos de estresse, dificuldades e tensão. Auxilia trabalhar sentimentos de tristeza e estimula o amor para que possamos encontrar a verdadeira felicidade, nos libertando do que é desnecessário.

OBSIDIANA

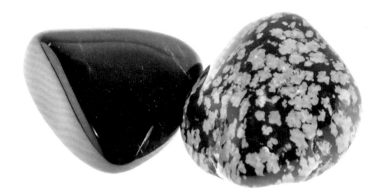

Encontrada em todo mundo, principalmente nos Estados Unidos e no México, sua composição química não é precisa, pois se trata de uma rocha vulcânica, uma lava que resfriou muito rapidamente. A obsidiana é amorfa, rica em dióxido de silício, com traços de cálcio, ferro e magnésio. Suas cores podem variar do preto, com nuances de flocos de neve, até o verde e o marrom, indo do opaco ao translúcido.

A obsidiana trabalha o Chacra Básico, aterrando forças espirituais ao corpo e tem propriedade de amplificar as emoções negativas para que, em um processo de catarse, possamos percebê-las e eliminá-las.

Pedra que ajuda a liberar a raiva; ativa um senso de poder positivo para se lidar com as situações; ensina o desapego, com sabedoria e amor, ajudando na libertação de crenças e hábitos antigos, além de ser protetora, formando um escudo contra a negatividade, inclusive a eletromagnética emitida por eletrônicos; bloqueando ataques psíquicos, absorvendo as energias negativas do ambiente e aliviando o estresse mental, sendo por isso indicada para se ter no local de trabalho.

As obsidianas ativam a resiliência, dando força, coragem, autocontrole e determinação para enfrentar as dificuldades do dia a dia e alcançar nossos objetivos. Como retêm a energia negativa, recomenda-se "limpá-las" com constância para que não fiquem saturadas.

Existem algumas derivações dessa pedra, como por exemplo, a obsidiana flocos de neve que tem esse nome por possuir pintas brancas e possui a mesma finalidade da obsidiana comum, sendo mais sutil; a obsidiana-mogno ou obsidiana-tigril, que traz lógica, concentração e segurança, e a obsidiana arco-íris que corta mágoas antigas.

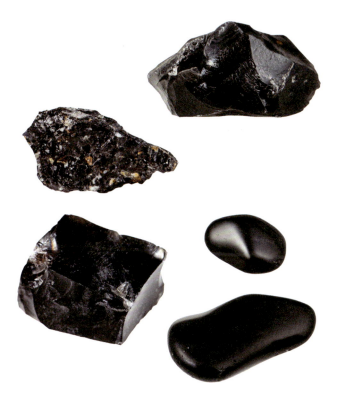

OLHO DE BOI

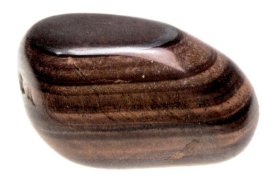

Encontrado principalmente na África do Sul, nos Estados Unidos, no México, na Austrália e na Índia, sua composição química contém dióxido de silício, com inclusões de ferro cromo e manganês. Sua cor é o marrom-terroso, com nuances mais escuras e opalescência de superfície.

O olho de boi está relacionado ao Chacra Básico, por isso ativa nosso instinto de sobrevivência, para que possamos utilizá-lo de forma apropriada nas situações difíceis da vida.

Pedra indicada para aqueles que "vivem no mundo da lua", que se dispersam, que possuem dificuldade em concluir seus projetos. O olho de boi traz o senso de praticidade, despertando a vontade de realizar.

Em função do ferro e do cromo, sua atuação é eficaz no combate à letargia, falta de força de vontade e desânimo, sendo muito estimulante e fortalecedora na superação de obstáculos. Indicada para os momentos de transição quando se sente sem forças para prosseguir.

OLHO DE FALCÃO

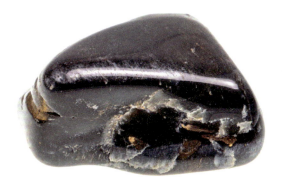

Encontrada principalmente na África do Sul, nos Estados Unidos, no México, na Austrália e na Índia, sua composição química contém dióxido de silício com inclusões de hornablenda e diversos outros minerais como cálcio, alumínio, ferro, titânio, sódio e magnésio. Sua cor é preta, com nuances marrom-acobreado e opalescência de superfície.

Sua principal mensagem é a de estar sempre alerta, ajudando o indivíduo a observar mais profundamente o ambiente que o cerca e a energia circulante, inclusive das pessoas, com perspicácia e senso crítico.

Por apresentar componentes altamente energéticos, essa pedra traz ânimo e desenvoltura para resolução de problemas, fazendo com que a pessoa se torne coautora do seu próprio destino, abdicando da posição de apatia e de vítima das circunstâncias.

Também é considerada uma pedra de prosperidade, em função dessa visão mais apurada e de toda a energia que ela proporciona, impulsionando o ser para ação. É indicada para o Chacra Básico, atuando principalmente no sistema circulatório, intestinos e pernas.

OLHO DE TIGRE

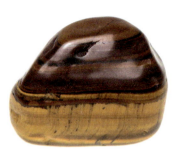 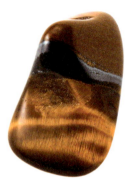

Encontrado principalmente na África do Sul, na Austrália, no México, na Índia e nos Estados Unidos, sua composição química contém dióxido de silício, com ferro, enxofre e cromo. Sua cor é de um marrom-dourado, com listas e brilho.

Suas cores refletem a energia da Terra e do Sol. O olho de tigre possui grande força espiritual; estimula o otimismo e a segurança; combate a timidez, proporcionando autoconfiança e a crença no próprio poder realizador; traz um maior senso de realidade, estimulando a praticidade, a coragem e a determinação que conduz a pessoa ao sucesso e a percepção das necessidades pessoais, assim como das necessidades dos outros e desfaz nódulos de tensão, auxiliando na reconstituição dos ossos e dos aparelhos reprodutores.

Essa pedra tem sido usada para estimular a criação, garantir sucesso nos negócios e abundância. Excelente para ter por perto durante testes ou reuniões importantes.

ÔNIX

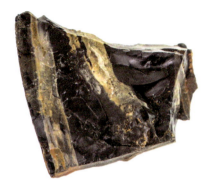
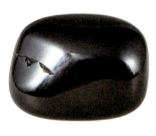

Encontrada no mundo inteiro, a composição química desta pedra contém dióxido de silício com presença de zinco. Sua cor pode variar, sendo que as mais comuns são preta, branca e listrada.

No antigo Egito, esta pedra era utilizada para confecção de tigelas. O ônix foi mencionado várias vezes em passagens da Bíblia, como, por exemplo: "Tomarás duas pedras de ônix e gravarás nelas os nomes dos filhos de Israel".

Esta é uma pedra de força, de eliminação de energias negativas, de aterramento. Promove uma atuação de forma resoluta e segura, ampliando a capacidade de tomada de decisão. Excelente para eliminar energias nocivas do ambiente, provenientes de eletrônicos, celulares, antenas transmissoras, etc.

O ônix trabalha no Chacra Básico, despertando o instinto de sobrevivência, fazendo com que o ser se firme no aqui e agora. Pedra que elimina a mágoa; aumenta o autocontrole; estimula o poder de tomada de decisões; alivia a apatia e o estresse; age como um tônico mental, beneficiando pessoas com medo ou com preocupações e traz força e proteção, sendo usada como autodefesa e contra negatividades emanadas de outras pessoas. Indicada para aqueles que são distraídos por natureza.

OPALA-ROSA

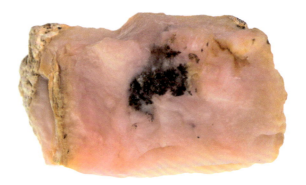

Encontrada na Austrália, na África e no Brasil, sua composição química contém dióxido de silício hidratado. Trata-se de um mineral multicolorido, que brilha conforme a incidência da luz.

A opala-rosa, devido à presença do manganês, possui uma energia sutil e delicada, excelente para clarividentes por amplificar seus poderes e estimular a sua intuição, além de absorver a energia negativa, protegendo e formando um escudo protetor para quem a possui.

É a pedra do amor e da paixão, que tem o poder de desenvolver esses sentimentos, bem como a sensualidade e a sedução. A opala é uma estabilizadora emocional, pois bloqueia as alterações súbitas de humor ou estados emocionais muito voláteis.

Está relacionada ao Chacra Básico, que é o chacra sexual, sendo particularmente útil para aliviar dores de cabeça resultantes de bloqueios energéticos.

PEDRA DA LUA

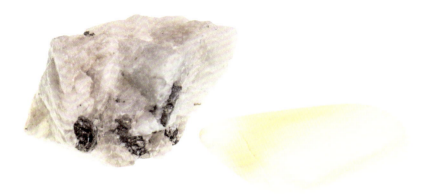

Encontrada principalmente na Índia, na Birmânia, no Sri Lanka, na Austrália, no Brasil, em Madagascar, na Tanzânia e nos Estados Unidos, sua composição química contém silicato de alumínio e potássio e sua cor varia entre o branco, nude e cinza.

A pedra da lua neutraliza as emoções negativas, proporcionando equilíbrio e trazendo calma e paz interior. É considerada uma pedra que favorece novos começos, mostrando que as mudanças fazem parte do ciclo constante da vida. Ajuda a adaptação; combate o desequilíbrio mental; estimula a esperança, a intuição e a receptividade; favorecendo os dons da premonição e aumentando o psiquismo; facilita a abertura para assuntos espirituais; auxilia na drenagem dos vasos linfáticos congestionados e pode ser usada para todos os tipos de problemas femininos, como distúrbios da menstruação, TPM, menopausa, infertilidade, desequilíbrios hormonais e durante a gravidez, atuando também nos problemas do sistema digestivo e de insônias.

PEDRA DO SOL
(Feldspato Aventurina ou Goldstone)

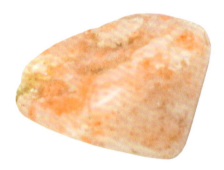

Encontrada principalmente nos Estados Unidos, no Canadá, na Índia, na Noruega e na Rússia, sua composição química contém silicato de sódio, cálcio e alumínio, e sua cor é amarelada, alaranjada, marrom-avermelhada, cintilante, opaca e até translúcida.

Dedicada ao deus Hélios, pelos gregos, essa pedra tinha a função de manter a Terra em seu lugar e o Sol, no céu. Excelente para o Chacra Plexo Solar.

Pedra que representa o Sol e ativa o nosso sol interior, irradiando sua luz para facilitar o fluxo livre de energias; dissipa os medos; alivia o estresse; aumenta a vitalidade; encoraja a independência e a originalidade; aumenta o poder pessoal, a autoconfiança, autoestima e intuição; inspira o otimismo, o entusiasmo e a alegria de viver, além de atrair sorte e sucesso.

A pedra que encontramos usualmente como pedra do sol (marrom-cintilante), não é um cristal, mas, sim, uma pedra produzida em laboratório. Sua potência energética está ligada à crença da população e ao símbolo de proteção que representa, da mesma forma que outros símbolos, como crucifixo, trevo de quatro folhas, estrela de Davi, etc.

PEDRA CRUZ (Estaurolita)

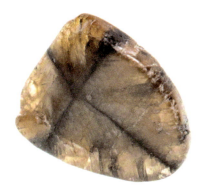

Encontrada principalmente em Madagascar, nos Estados Unidos e na Rússia, sua composição química contém silicato de alumínio, ferro e magnésio. Sua cor é marrom-avermelhada, tendo como principal característica a cristalização em forma de cruz. As pedras consideradas mais potentes em termos energéticos e com maior valor, são aquelas com cruzes em ângulos de 90 graus.

Seu nome vem do grego *stauros* que significa "cruz", também conhecida como "Pedra da Cruz", "Pedra das Fadas" ou "Cruz das Fadas". É uma pedra de proteção com energia muito potente, utilizada, inclusive, em rituais de magia branca.

Usada para se conectar com o plano astral, essa pedra favorece a conexão com vidas passadas, além de auxiliar pessoas em quadros depressivos, reforçando a força de vontade e a determinação. Fortalece o ego; ajuda no desvencilhar de dependências físicas, químicas e emocionais; auxilia a absorção de carboidratos e pode também ser utilizada como coadjuvante nos tratamentos de doenças como malária, depressão e febres de um modo geral.

PERIDOTO

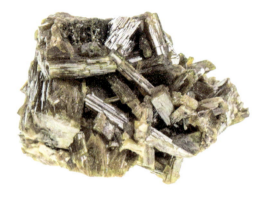

Encontrada principalmente no Egito, na Birmânia, na Austrália, no Brasil, na África do Sul, nos Estados Unidos, no Zaire e na Noruega, sua composição química contém silicato de magnésio e ferro e sua cor é verde-amarelada e translúcida. Conhecido também como crisólita ou olivina, ensina a ter esperança e se desapegar do passado.

O peridoto é um agente de cura, como todas as pedras verdes, favorece o coração, o timo, os pulmões e o sistema digestivo e excretor. Ótima opção para o fígado, atua como um tônico para animar e acelerar todo o organismo, proporcionando saúde.

Pedra que libera a mente de pensamentos e sentimentos negativos recorrentes, raiva, ciúmes, ressentimento, relacionamentos deteriorados e estresse, além de aumentar a clareza mental e a lucidez.

PIRITA

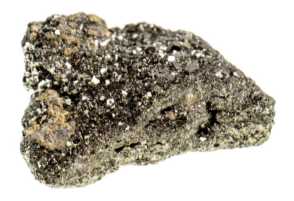

Encontrada principalmente na Itália (Ilha de Elba) e nos Andes (Peru, Chile e Bolívia), sua composição contém sulfeto de ferro e sua cor é cinzenta, ou cinzento-amarelada, com brilho metálico.

O nome "pirita" vem do grego *pyr*, que quer dizer "fogo", provavelmente porque, quando a pirita é golpeada com um martelo, solta faíscas. É também conhecida como "ouro dos tolos".

É uma pedra que nos leva a ver além das aparências e a compreender além das palavras ditas, promovendo maior sabedoria e perspicácia. Absorve energias negativas e poluentes em todos os níveis e é usada para atrair riqueza, prosperidade e proteção contra perigos físicos e vibrações negativas.

Com elevado nível de ferro, aumenta a oxigenação do sangue e a hemoglobina, promovendo renovação celular e cicatrização. A pirita está ligada ao transporte de oxigênio dos pulmões, ajuda a proteger a pele e o aparelho digestivo.

QUARTZOS

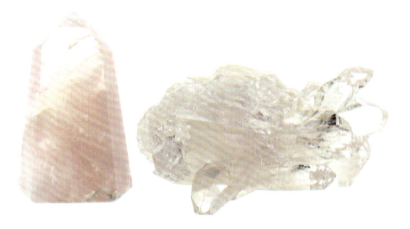

Encontrados em todo o mundo, os quartzos têm nos Estados Unidos seu maior produtor. Sua composição química contém dióxido de silício. Suas cores são diversas, sendo a inclusão de outros minerais que confere cor ao quartzo, que é considerado o segundo mineral mais presente na Terra, só perdendo para o feldspato.

As formações dos quartzos fazem parte de um processo geológico que pode levar milhares de anos, estando presente em todos os tipos de formações rochosas do Planeta.

Quartzos são utilizados desde a antiguidade em joias e esculturas. No Oriente e na Europa, a mineração dos quartzos é feita com cautela, já que a inalação do pó dessa pedra pode ocasionar problemas pulmonares.

É um mineral muito utilizado na indústria em função de suas propriedades químicas e físicas, compondo osciladores, circuitos eletrônicos, equipamentos de rádio, etc. Sua maior virtude é estabilizar a frequência energética e ampliá-la.

QUARTZO (Cristal de Rocha)

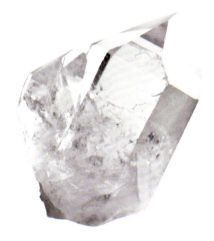

Encontrado em quase todo mundo, tendo a mesma composição química do grupo de quartzos, que é o dióxido de silício, sua coloração vai do translúcido ao incolor.

O Cristal de Rocha (ou cristal de quartzo-transparente) é conhecido como o "Mestre Curador" ou o "Mestre dos Cristais", sendo um dos cristais mais poderosos. Em grau de pureza só perde para o diamante. É um excelente receptor energético para programação, além de amplificar a energia de todas as demais pedras que ficarem próximas a ele, como se fosse uma verdadeira caixa acústica.

Atua no Chacra Coronário, estimulando a glândula pineal e a conexão com a esfera astral. Por sua capacidade de permitir que a luz branca o atravesse e se decomponha em todas as cores, pode reequilibrar e suprir todo o organismo, promover a limpeza da aura, harmonizar as energias circulantes em nosso corpo e é uma excelente opção para favorecer a meditação, além de gerar eletromagnetismo e dissipar eletricidade estática, sendo um poupador de energia.

QUARTZO-AZUL

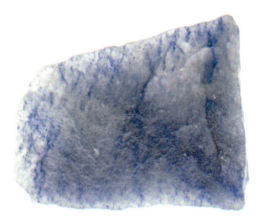

Encontrado principalmente no Brasil e nos Estados Unidos, esse quartzo contém em sua composição dióxido de silício, com presença de titânio. Sua cor é azul, com nuances brancas e cinzas.

O quartzo-azul atua no Chacra Laríngeo, favorecendo a saúde da tireoide, além de regular os hormônios, fortalecer o sistema imunológico e auxiliar processos mentais, acalmando e trazendo paz e tranquilidade.

Pedra que atua também no desenvolvimento da paciência, da tolerância e da compaixão. É anti-inflamatório e útil contra os desconfortos do período menstrual e favorece as relações e a expressão, estimulando o comportamento espontâneo.

QUARTZO-FUMÊ

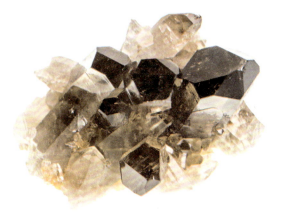

Encontrado principalmente no Brasil, nos Estados Unidos e na Escócia, sua composição química contém dióxido de silício, materiais orgânicos e exposição a substâncias radioativas. Sua cor vai do pardo ao cinzento e é translúcida.

O quartzo-fumê tem sintonia com a Terra e é indicado para o Chacra Básico, além de fortalecer o instinto de sobrevivência, autoaceitação e otimismo, sendo um ótimo escudo de proteção contra energias negativas.

Pedra que acalma as emoções; alivia tensões interiores e estresse; é excelente em casos de depressão; afasta pesadelos e emoções negativas; estimula a coragem, a segurança e o desapego, promovendo a visão do que é indispensável ou não e fazendo a energia circular, e ainda ajuda na aprendizagem, levando a maturidade pessoal.

Eficaz para no tratamento de sintomas da região abdominal, quadril e pernas. Fortalece os rins e os pâncreas; aumenta a fertilidade; equilibra a energia sexual; alivia as câimbras; fortalece as costas; fortifica os nervos; favorece a fixação de diversos minerais e previne a retenção de líquido.

QUARTZO-ROSA

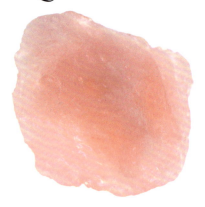

Encontrado principalmente no Brasil, Estados Unidos, Japão, Índia, Madagascar e África do Sul, sua composição química contém dióxido de silício, com manganês e titânio. Sua cor é rosa, indo do opaco ao translúcido. É uma das principais pedras usadas no Chacra Cardíaco, ensinando a verdadeira essência do amor. Excelente para casos de traumas ou para épocas de crise.

O quartzo-rosa atua junto ao timo, ao coração e ao sistema circulatório; cura mágoas antigas, que deixaram cicatrizes e continuam trazendo sofrimento; estimula o perdão; fortalece o amor próprio; traz uma atmosfera de paz e de harmonia; elimina impurezas dos fluídos corporais, desintoxicando os rins e aliviando a suprarrenal e alivia depressões, perturbações do sono e harmoniza os desejos sexuais.

Quando nos dispomos a usar o quartzo-rosa, precisamos estar preparados para vivenciar todas as emoções que ele irá despertar em nós, emoções essas que precisam ser entendidas para nosso próprio crescimento e amadurecimento espiritual. Por essa razão, em caso de pessoas mais sensíveis, recomenda-se sua utilização com o quartzo-verde, formando assim uma sinergia perfeita para o Chacra Cardíaco, a cura pelo amor.

QUARTZO-VERDE

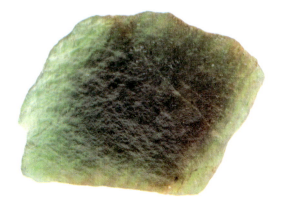

Encontrada em todo mundo, sua composição química contém dióxido de silício, com inclusões de mica. É uma pedra rica em cromo. Sua cor é o verde, variando do opaco ao translúcido.

Considerada uma pedra de cura, esse quartzo fortalece o organismo de forma geral e é chamada de "Enfermeiro Universal". É com ela que trabalhamos o timo (glândula ligada aos mecanismos de defesa do organismo), e o Chacra Cardíaco, favorecendo o sistema circulatório, respiratório e imunológico, atuando também nos rins, nas infecções, gripes, nevralgias, enxaquecas, além de normalizar a pressão arterial.

O quartzo-verde ajuda a neutralizar as emoções reprimidas. Em épocas de grande desgaste físico ou emocional, ajuda no reequilíbrio de nossas energias e promove o equilíbrio das emoções.

RIOLITA (Pedra que Será)

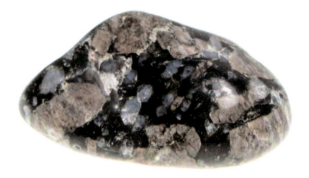

Encontrada principalmente na Nova Zelândia, Austrália, Alemanha, Espanha e Islândia, trata-se de uma rocha de origem vulcânica que reúne quartzo, feldspato, enxofre, contendo em sua composição química dióxido de silício, enxofre, ferro e magnésio.

Por sua condição vítrea e grau de dureza, foi utilizada na ancestralidade como ponta de flechas e instrumentos cortantes.

Energeticamente, é considera como um instrumento de cura pela diversidade de minerais que contém. Fortalece o sistema imunológico e age em problemas de pele.

A riolita é utilizada para renovar as energias do campo físico e áurico, promovendo mudanças e transformações. Estimula a criatividade, traz ânimo, força e protege contra energias negativas.

RODOCROSITA

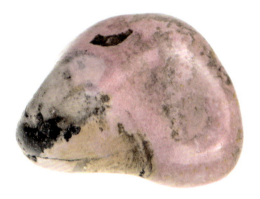

Encontrada principalmente na Argentina, na Rússia, no Uruguai, na África do Sul e nos Estados Unidos, sua composição química contém carbonato de manganês e sua cor é rosa, com listas esbranquiçadas. Atua bem com a malaquita, adicionando energia amorosa ao seu potencial de cura.

A rodocrosita previne o esgotamento mental; aumenta o amor próprio, promovendo um suave fluxo de energia, bondade, calma e tolerância e estimula a fé e a crença em dias melhores.

Ótima pedra para os que sofrem de asma ou de doenças respiratórias, pois age filtrando as substâncias irritantes que dificultam a respiração; purifica o sistema circulatório, rins e outros órgãos de limpeza, além de ser antidepressiva e rejuvenescedora; estimular a força vital, diminuir a negatividade e melhorar a qualidade do sono.

RODONITA

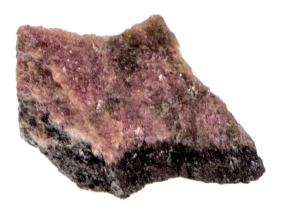

Encontrada principalmente na Austrália, no México, na África do Sul, na Rússia e na Espanha, sua composição química contém silicato de manganês e sua cor é rosa, indo para o vermelho, por vezes com inclusões pretas.

Seu nome vem do grego *Rhodos* que significa "cor-de-rosa". Pedra que deve ser usada após situações traumáticas para trazer paz e harmonia.

A rodonita estimula o sentimento de compaixão, de generosidade e a capacidade de perdoar; equilibra emoções, curando as feridas e promovendo o amor por si e pelos outros; auxilia na resolução de conflitos, trazendo paz e harmonia; promove autoconfiança e força de vontade; é excelente para curar feridas; alivia picadas de insetos; trata enfisemas, inflamações das juntas, artrite, doenças autoimunes e úlceras estomacais. Seus efeitos são benéficos para o crescimento dos ossos, dos órgãos da audição, além de estimular a fertilidade.

ROSA DO DESERTO

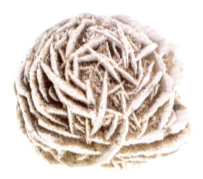

Encontrada principalmente na Argélia, na Líbia, no Marrocos, na Tunísia, no Arizona e no Novo México (em regiões desérticas), sua composição química contém sulfato de cálcio hidratado, com traços de ferro e bário. Sua cor é o branco com tons de areia. A gipsita é o sulfato mais comum na crosta terrestre e pode também ser encontrada em meteoritos.

É uma pedra xamânica, muito utilizada pelos índios americanos em cerimonias para entrar em contato com o mundo espiritual. Favorece o sono e os sonhos e melhora problemas estomacais, limpando o organismo de toxinas. Como contém bário em sua composição, pode ser utilizada na eliminação e na proteção contra o campo energético emitido pelos equipamentos de raio X, tomografia, ressonância, etc.

A rosa do deserto também elimina radiações perigosas, emitidas por outros eletrônicos como televisores, torres de telefonia celular, rádios, celulares e aparelhos elétricos em geral. Por ser muito ligada à terra, fortalece o ego e o instinto de sobrevivência, auxilia em questões financeiras e na superação de obstáculos e estimula o desvencilhar de dependências químicas.

RUBI

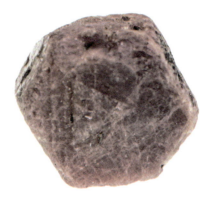

Encontrada principalmente na Índia, na Rússia, no Sri Lanka, no México, no Quênia, no Camboja e em Madagascar, sua composição química contém óxido de alumínio e cromo, e sua cor é o vermelho, indo do opaco ao translúcido. Seu nome vem do latim, *rubinus*, que significa "cor vermelha". Pedra sagrada para os hindus por garantir a saúde do corpo e da mente.

Essa pedra pode trazer rapidamente à tona a raiva ou a negatividade, por essa razão, deve ser usada com cautela, caso contrário pode se ver sucumbido pela paixão irracional. É uma pedra de poder, conhecida como "rainha das pedras" e usada por nobres e por papas na Idade Média.

O rubi promove influência sobre outras pessoas; aumenta a intuição; estimula o pensamento, a coragem, a energia, a paixão e a vitória; combate a preguiça e a melancolia; fortalece o coração e o sangue; combate a letargia, dando potência, vigor e ânimo, além de melhorar a saúde mental, removendo obstáculos energéticos, sonhos ruins, aflições e pensamentos negativos.

SELENITA-BRANCA

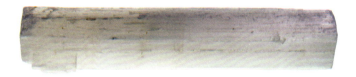

Encontrada principalmente no México, nos Estados Unidos, na Sibéria, na Grécia, na Polônia, na Alemanha, na França e na Inglaterra, sua composição química contém sulfato hidratado de cálcio. Sua cor pode variar entre o branco, o amarelo ou o laranja.

A selenita-branca é uma pedra muito poderosa de ligação com planos de vibração mais elevada. Ela promove a canalização de grande quantidade de luz na sua forma mais pura, além de estimular a abertura dos chacras Frontal e Coronário, promovendo a limpeza do campo áurico e facilitando a conexão com planos astrais.

Colocada na base da coluna, auxilia na remoção dos bloqueios energéticos e nos nódulos de tensão da coluna, equilibrando e aliviando inflamações. Pode ser usada para auxiliar na regeneração da estrutura celular e para corrigir deformidades ósseas e combate a intoxicação por mercúrio (amalgamas dentários) e radicais livres.

O bastão-lápis de selenita atua como um canalizador energético e um bisturi para o campo áurico, sendo utilizado em cirurgias espirituais.

Colocada no ponto central da casa, junto ao chão, elimina a energia telúrica. A selenita, além de ser autolimpante, limpa outras pedras, sendo ideal para acessórios, joias, pedras delicadas e cristais ou pedras que não toleram a água, assim como ela própria.

SELENITA-LARANJA

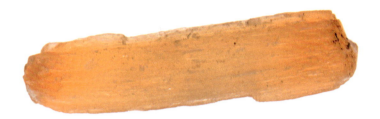

Encontrada principalmente no México, Grécia, Estados Unidos, Sibéria, Polônia, Alemanha, França e Inglaterra, sua composição química contém sulfato hidratado de cálcio, com traços de enxofre. Sua cor é laranja-esbranquiçada.

Muito similar às propriedades da selenita-branca, essa pedra confere poderes de limpeza energética, que se torna mais potente ainda pela presença do enxofre.

Pode ser colocada junto a aparelhos eletrônicos, computadores, celulares e também é ótima para eliminar energias telúricas provenientes de bolsões de gás, veios de água e excesso de minerais no subsolo.

Pedra que age dissolvendo padrões de pensamentos negativos e persecutórios, aliviando estados mentais perturbados e confusos; promovendo a solução de problemas e combate ao estresse.

Auxilia no alinhamento da coluna vertebral, aumentando a flexibilidade e dissolvendo entraves musculares.

Os metafísicos recomendam a utilização desta pedra para mulheres que se encontram na fase da amamentação.

SEPTÁRIA ou SEPTARIANA

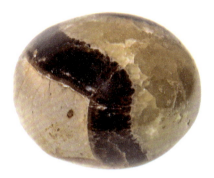

Encontrada principalmente em Madagascar, na Espanha, na Nova Zelândia, na Austrália e no Canadá, trata-se de uma rocha formada a partir de erupções vulcânicas, há cerca de 50 milhões de anos, durante o Período Cretáceo.

A septária reúne em si calcitas, aragonitas e calcedônias, e em sua composição química contém como base o carbonato de cálcio.

Na China, recebe o nome de "Pedra do Dragão", por sua forma quando está em bruto, com escamas em sua superfície.

Como toda pedra rica em cálcio, a septária é excelente para fortalecer toda a estrutura musculoesquelética, ossos, músculos e tecidos.

É a pedra da realização, do concreto e do prático. Traz segurança e foco, auxiliando no enfrentamento dos próprios temores. Desta forma, é ideal para levar consigo em reuniões, palestras, trabalhos em grupos ou em outras situações que suscitem sentimentos de insegurança, além de acalmar as emoções e prevenir pesadelos.

SHIVA DE LINGAM

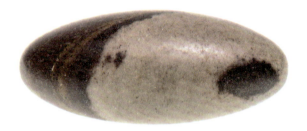

Encontrada somente no rio Narmada no oeste da Índia, um dos locais mais sagrados do país, sua composição química contém dióxido de silício, com inclusões não identificadas. Sua cor é marrom em várias tonalidades, verde, cinza ou preto, com manchas.

Seu nome se deve ao rio Narmada, considerado a encarnação de Shiva que é um dos três Deuses supremos do hinduísmo, conhecido por ser o destruidor e o regenerador: destrói a ignorância humana e regenera o ser humano em um ser melhor.

Trata-se de uma pedra que intensifica a vitalidade, promovendo a saúde e o bem-estar.

Sua vibração atua nos chacras Básico e Sexual, mostrando a necessidade de trabalhar o corpo físico e sua existência, promovendo conhecimento e a aceitação de si mesmo.

A shiva de lingam auxilia na cura de qualquer problema de ordem sexual ou reprodutiva, casos de infertilidade, cólicas menstruais, impotência, dentre outros.

SODALITA

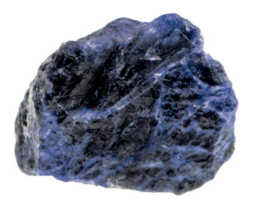

Encontrada principalmente no Brasil, na França, nos Estados Unidos, na Groelândia, Romênia, Rússia e em Miamar. Sua composição química contém silicato de sódio e alumínio com cloro. Sua cor é azul com manchas brancas.

A sodalita combate a ilusão; traz clareza para os pensamentos; alivia temores subconscientes e sentimento de culpa; promove a coragem, persistência, compreensão, equilíbrio emocional e autoestima e ainda proporciona paz, sabedoria e é ótima para meditação.

Excelente para o Chacra Laríngeo. Esta pedra atua no equilíbrio hormonal e na tireoide; fortalece o metabolismo, o sistema linfático, a comunicação e a criatividade; promove a objetividade, mas também faz com que a pessoa seja menos crítica em relação aos acontecimentos; desenvolve o pensamento intuitivo e os processos cognitivos, como memória, concentração e raciocínio e é excelente para os estudos.

SHUNGITE

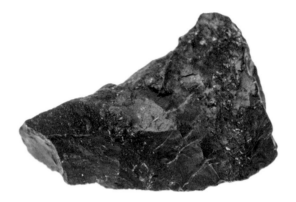

Encontrada unicamente na cidade de Carélia, na Rússia, sua composição química contém carbono, possuindo a mesma estrutura encontrada nos seres vivos, por isso é chamada de Pedra da Vida.

A Shungite aumenta a força celular; acelera o metabolismo; estimula a produção de enzimas; promove a rápida remoção de toxinas do corpo; purifica, protege, normaliza e promove a recuperação e o crescimento em organismos vivos. Tudo o que nos pode afetar negativamente é eliminado, e tudo o que nos devolve a saúde é concentrado e restaurado.

Este mineral demonstra uma característica surpreendente, tendo sido utilizado, desde o século 19, em diversas clínicas russas, para queixas como doenças cardíacas, alergias, doenças de pele, artrite, rejuvenescimento da pele e do cabelo, entre outras. Tem sido usada pelas forças militares para proteção do campo eletromagnético de suas aeronaves, misturando o pó dessa pedra na tinta utilizada para o revestimento das mesmas. O cristal também é vendido para uso doméstico, a fim de ser usado no fundo de jarros de água para purificação.

TOPÁZIO-IMPERIAL

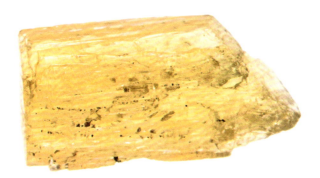

Encontrado principalmente Brasil, no Sri Lanka, em Madagascar, na Austrália, nos Estados Unidos, na Rússia, no México e na Namíbia, sua composição química contém silicato de alumínio, com flúor hidratado. Sua cor varia entre o amarelo-dourado e o translúcido.

Pedra que ativa e equilibra o Plexo Solar; ajuda a promover a digestão; é usada para auxiliar na perda de peso; alivia dores do reumatismo; combate a exaustão física e mental, colocando em foco as emoções e os pensamentos e é excelente nos casos de trauma nervoso ou depressão mental.

O topázio-imperial ensina a existência efêmera da matéria e a eternidade do espírito. Energiza o ser por inteiro, aumentando a capacidade de compreensão, vontade, clareza, concentração e criatividade e age contra inveja, intriga, doença, injúria e desequilíbrios intensos.

TOPÁZIO-AZUL

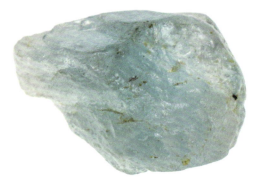

Encontrado principalmente no Brasil, no Sri Lanka, em Madagascar, na Austrália, nos Estados Unidos, na Rússia, no México e na Namíbia, sua composição química contém silicato de alumínio com flúor hidratado.

Essa pedra é muito rara e em geral possui uma tonalidade muito suave, quase esbranquiçada. O topázio é incolor, ele adquire o tom mais azulado quando é irradiado quanto mais flúor na sua composição, mais azulado ele será.

Segundo os gregos, os deuses se reuniram dentro desta pedra para deliberarem sobre a Terra, e resolveram que, tanto o céu quanto o mar deveriam ser azuis como o topázio.

Esta pedra previne seu portador contra falsas amizades e ataques energéticos; diminui as vibrações tensas, auxiliando no relaxamento e na harmonia de todos os processos interiores do nosso ser; traz paz de espírito, calma e paciência; promove a comunicação, favorecendo o diálogo e a capacidade de ouvir e de entender os outros; atua nos processos cognitivos, desenvolvendo habilidades musicais e artísticas; favorece o coração, as artérias e os pulmões, auxiliando nas alergias, bronquite e outros problemas respiratórios e auxilia nos processos de elevação espiritual, ativando nossa luz.

TURMALINAS

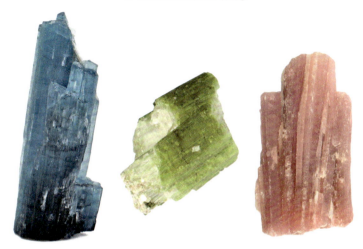

Encontradas principalmente no Brasil, no Sri Lanka e em Madagascar, a turmalina tem uma composição química bem complexa, sendo que sua base é formada por silicato de boro e alumínio com outros minerais, que podem estar presentes ou não, variando sua composição. Esses outros minerais são o ferro, magnésio, sódio, cálcio e lítio. São encontradas diversas cores e tonalidades para essas pedras.

A palavra turmalina deriva da palavra *turamali* do cingalês, significando "pedra que atrai a cinza" em referência à sua propriedade piezoelétrica (o efeito piezoelétrico é fundamental para o desenvolvimento das ondas ultrassônicas e consiste na capacidade de alguns cristais gerarem corrente elétrica por resposta a uma pressão), e é composta por filamentos sobrepostos, paralelos, que funcionam como antenas, recebendo elétrons da atmosfera e gerando eletricidade contínua e permanente, por isso é também chamada de "pedra elétrica".

TURMALINA-PRETA

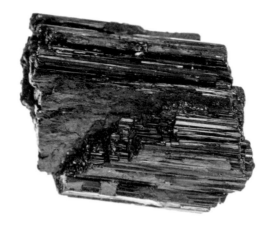

Essa variação da turmalina possui cor preta e brilhante e tem em sua composição química o silicato de boro e alumínio com ferro. Pedra que atua no Chacra Básico, promovendo um escudo protetor contra todas as energias negativas, neblinas eletromagnéticas, radiação, campos provenientes de computadores, celulares e outros equipamentos.

Excelente pedra de proteção pessoal, podendo ser utilizada próxima a porta de entrada da casa para barrar as energias nocivas, ou no ambiente de trabalho.

A turmalina-preta possui grande poder de cura é é boa para enfermidades com risco de morte; atua na defesa contra doenças debilitantes, como condições cardíacas, artrite e sistema imunológico debilitado e auxilia nos tratamentos de vícios de qualquer natureza, contribuindo no processo de "desvencilhar".

TURMALINA-MELANCIA

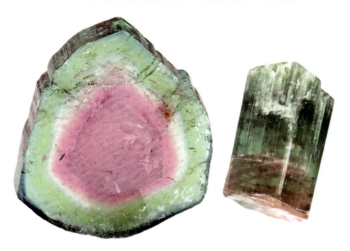

A turmalina-melancia possui uma coloração muito especial, pois tem o seu interior vermelho ou rosa, cercado de verde, semelhante a uma fatia de melancia.

Esta pedra representa a sinergia do coração, pois possui o verde da cura e o rosa do amor.

Com a integração dessas duas energias, esta turmalina simboliza a totalidade do poder de cura do Chacra Cardíaco para todo o organismo, além de fortalecer o coração e regular os batimentos cardíacos.

A turmalina-melancia é muito útil nos casos de exaustão e traz alegria de viver.

TURMALINA-VERDE (Verdelita)

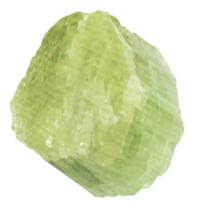

De cor verde, indo do opaco ao translúcido, a verdelita é uma pedra excelente para o Chacra Cardíaco, fortalecendo o músculo do coração, veias, artérias e pulmões, transmitindo a energia curativa do verde diretamente para as células afetadas.

Esta é uma excelente pedra de cura, um agente que favorece a recuperação mais rápida de qualquer enfermidade; atua nas glândulas linfáticas, na glândula tireoide, no fígado, nos rins, nas moléstias infecciosas e no acúmulo de gordura.

A turmalina-verde é uma pedra calmante, sendo indicada para casos de depressão e de síndromes de fundo psicossomático.

TURMALINA PARAÍBA (Turmalina-azul)

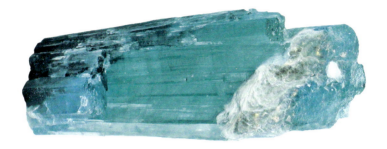

Esta pedra, considerada a de mais belo azul do mundo, é encontrada em cinco minas do Planeta, sendo que três delas estão aqui no Brasil, na região nordeste. As outras duas ficam localizadas na África, em Moçambique e Nigéria. Essas pedras estão praticamente extintas, o que lhes confere maior valor ainda.

Sua composição química é extraordinária, pois além do lítio e alumínio, também apresenta cobre e manganês. Esta composição produz efeitos muito calmantes, sedativos, traz tranquilidade, paz e serenidade, além de reduzir sentimentos de ansiedade, depressão, manias e desequilíbrios afetivos e emocional.

A turmalina paraíba auxilia na regulação do sistema hormonal, é benéfica em processos de meditação, e leva o ser a outro patamar, auxiliando na conexão com esferas superiores e angelicais, despertando a intuição e ampliando as faculdades mediúnicas.

TURMALINA-ROSA (Rubelita)

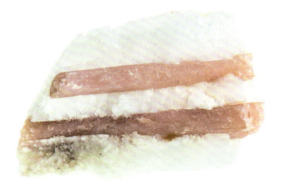

A rubelita, como também é chamada a turmalina-rosa, varia entre a cor rosa e o avermelhado, podendo chegar ao violeta, indo do opaco ao translúcido.

Esta pedra atua no Chacra Cardíaco, transmitindo a energia de amor, gerada no coração diretamente para as células de todo corpo. Equilibra o sistema endócrino e trata o coração, os pulmões e a pele.

Similar ao quartzo-rosa, ameniza a dor dos ressentimentos e das mágoas; reforça a vontade de compreender o amor; estimula a criatividade e a aspiração amorosa; promove paz e alegria durante o período de crescimento e de mudanças e libera tendências destrutivas.

TURQUESA

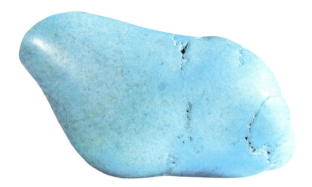

Encontrada principalmente nos Estados Unidos, no Irã, no Afeganistão, no Tibete, na Austrália e em Israel, sua composição química contém fosfato de alumínio, potássio e cobre. Sua cor varia entre o azul e o verde, podendo conter faixas ou manchas escuras em função da inclusão de prata e pode ser alterada com prenúncio de alguma doença ou ocorrência desagradável para seu portador. Pedra que possui grande poder de cura, considerada sagrada para budistas, tibetanos e árabes, estando associada a Deusa Ísis para os egípcios.

A palavra turquesa significa "pedra turca", e eram levada pelos turcos para a Europa que a chamavam de *fayruz*, "a pedra da sorte". A turquesa absorve energias negativas; equilibra as emoções, proporcionando clareza na expressão dos pensamentos; auxilia nos tratamentos dos olhos e de todos os órgãos da região do tórax e do pescoço, inclusive equilibrando os hormônios da tireoide; atua nos problemas do sistema respiratório; relaxa a tensão dos músculos da coluna cervical e ainda age diretamente nas células da pele, amaciando e rejuvenescendo-a, por isso mesmo, aconselha-se a colocar uma turquesa nos recipientes de cremes hidratantes.

UNAKITA

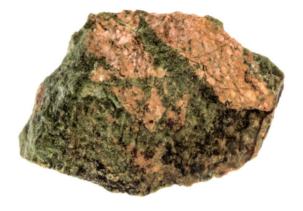

Encontrada no México e na África do Sul, sua composição contém dióxido de silício, alumínio, ferro, cromo e enxofre.

A unakita recebeu o nome de *Unakis-Episodis*, que significa aquela que cresceu em conjunto, justamente pela nuance de cores que possui. Gregos e romanos utilizavam essa pedra como amuleto, por considerar que ela garantiria o retorno ao lar depois de longas viagens ou batalhas.

Em função de sua composição, esta é uma pedra energizante, que aumenta a oxigenação do sangue e estimula o bom funcionamento hormonal, muito indicada para regular o pâncreas, o intestino, o baço e órgãos sexuais, além de auxiliar no equilíbrio do sistema nervoso, trazer calma e ajudar nos casos de depressão e em perturbações de ordem psicossomáticas.

Segundo os oraculistas, a unakita auxilia no processo de clarividência, sendo chamada de "pedra das visões", considerada uma pedra que simboliza o amor duradouro.

ZIRCÃO

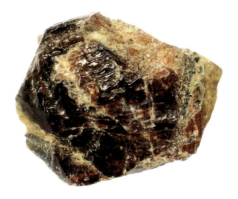

Encontrada no Canadá, em Madagascar, no Sri Lanka, Ucrânia, Austrália e Estados Unidos, o zircão apresenta variação de cores como vermelho, laranja, amarelo, verde e marrom. Quando recebe tratamento térmico, pode apresentar brilho intenso e cores variadas.

O zircão é considerado o mineral mais antigo da Terra, seu nome deriva de *zarqun*, que significa "vermelho", em árabe, e "dourado", em persa. Na Idade Média passou a ser chamado de jacinto, quando na cor amarela. Sua composição química contém silicato de zircônia, urânio e tório.

É uma pedra que deve ser utilizada com cautela, já que seu campo eletromagnético pode interferir em aparelhos eletrônicos, além da toxidade de seus componentes.

Pedra que equilibra o ser e fortalece as qualidades pessoais, sendo chamada de "pedra da virtude". Atua também nas esferas mediúnicas, mentais, além de aterrar as energias negativas, tendo grande poder.

BIBLIOGRAFIA

Alcaraz, José L. *Diccionario Tikal de lãs Piedras que Curan*

Hall, Judy – *A Bíblia dos Cristais* Vol. I e II

Cavalcanti, Virgínia – *O Equilíbrio da Energia Está no Salto do Tigre*. Editora Objetiva. Brasil, 1989.

Duncan Antonio – *A B C dos Cristais*. Ed. Nórdica. Brasil, 1992.

Chocron, Daya Sarai. *A Cura com Cristais e Pedras Preciosas*. Ediouro. Brasil, 1983.

René Nunes – *Cromoterapia Aplicada*. Editora LGE, 1987.

Johari, Harish. *O Poder de Cura das Pedras Preciosas*. Editora Pensamento. Brasil, 1988.

Palmer, Magda. *O Poder Curativo dos Cristais*. Edições 70. Brasil, 1988.

Raphael, Katrina. *A cura pelos Cristais*. Editora Pensamento. Brasil.1987.

Rosa, José Alberto. *O Poder dos Cristais*. Editora Record. Brasil, 1989.

Schumann, Walter. *Gemas do Mundo*. Editora Ao Livro Técnico S. A. Brasil, 1985.

Silbey, Uma. *O Guia Completo do Cristal*. Editora Record. Brasil, 1986.

Stevens, Jose e Stevens, Lena. *Os Segredos do Xamanismo*. Editora Objetiva. Brasil, 1992.

Sullivan, Kevin. *A Magia dos Cristais*. Editora Objetiva. Brasil, 1987.

Uyldert, Mellie. *A Magia das Pedras Preciosas*. Editora Pensamento. Brasil, 1981.

Simões, C.M.O. et al. (org.). *Farmacognosia: da planta ao medicamento*. Porto Alegre/Florianópolis, Ed. Universidade UFRGS/Ed. da UFSC, 1999

Livro Silício Orgânico bio-activado – Vita Sil, dos laboratórios DexSil (Bélgica)

Fontes: Laboratório Orion; Mundo e Educação; Conselho Regional de Química 04; Antonio C. Massabni-UNESP Araraquara: Instituto de Metais não Ferrosos; Aditivos e Ingredientes; healingcrystals.com/Crystal_Cautions_Articles_1009.html / Tradução Aline Bonadio.